KB259954

고구마가
내 몸을 살린다

고구마가
내 몸을 살린다

진견진(陳堅眞) 지음 | 유리타(Yulita) 옮김

Natural Law

자연의 순리를 따른다면
누구나 젊음을 유지하며 오래 살 수 있습니다.

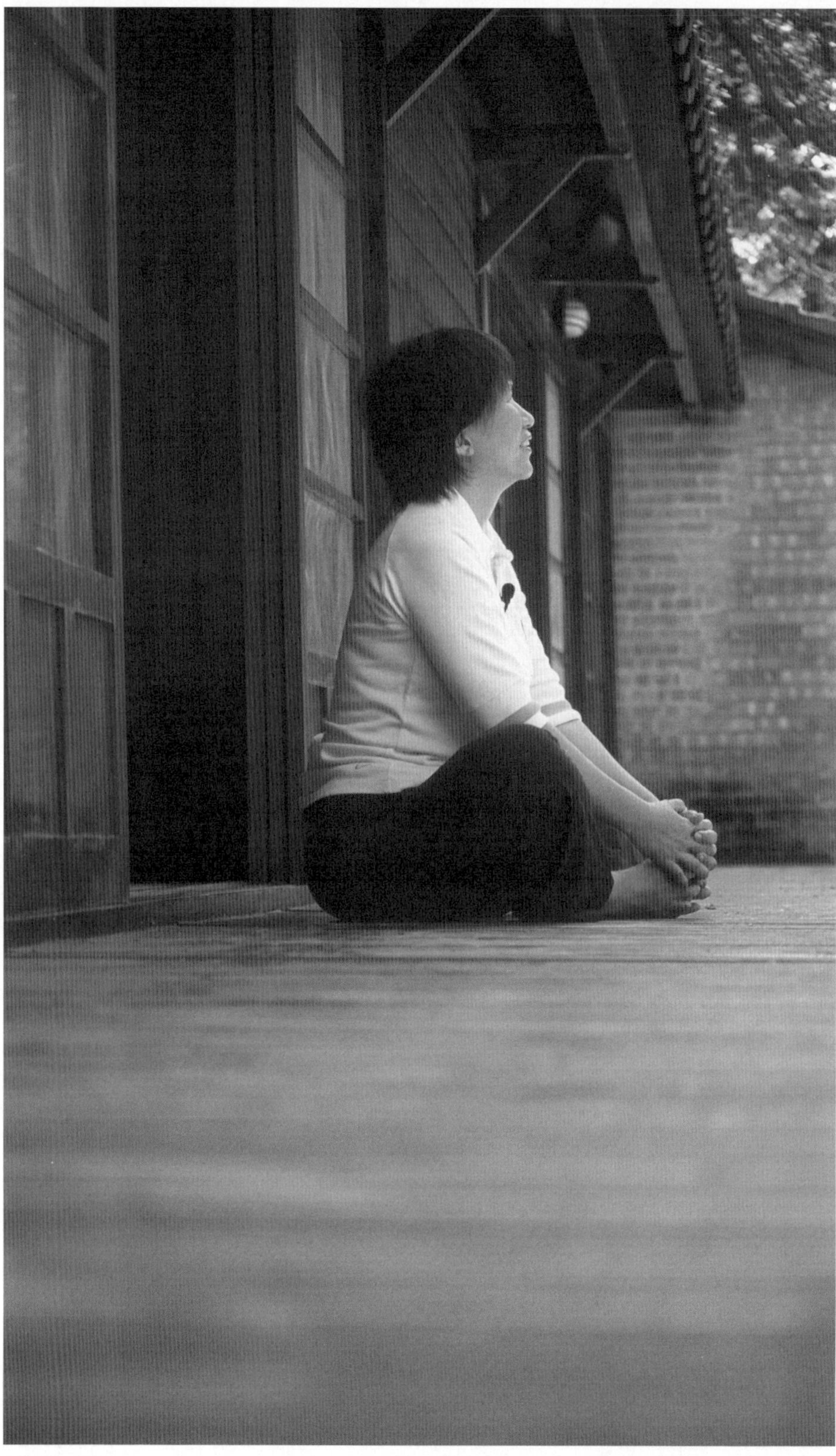

이 책을 읽고
건강을 되찾은 사람들

※ 여기에 실린 사례들은 2006년 9월 이후 이 책을 읽고
'고구마 식이요법'을 실천한 독자들의 이야기입니다.

고구마 식사로 2달 만에 간염이 완화됐다!

이민용(男, 50세, 인천광역시 연수구)

나는 3년 전 간염으로 진단받은 후 식이요법으로 몸에 좋다는 것은 가리지 않고 열심히 찾아 먹었다. 과일과 채소 중심으로 식사를 했고 특히 간에 좋다는 케일, 녹즙, 청국장 등을 수없이 복용하며 그 효능을 몸소 시험해봤다. 그러나 그런 방법들은 근본적인 해결을 하지 못했고 오히려 건강 상태는 더욱 악화되었다. 마침내 2006년 8월에는 몸에 열이 심하게 나며 몸무게도 평소 체중보다 5킬로그램 이상 빠져 앙상해졌다. 그 당시 검사 결과 간수치가 40 이상이었으며 손발과 얼굴이 이미 노래진 상태였다. 나도 의사인지라 양약을 먹어서는 간염 완치가 어렵다는 것을 알고 있었다. '정말 이렇게 죽는 것인가?' 다시 건강해질 수 있다는 희망이 완전히 사라져버렸다.

그러던 중 2006년 10월 초 신문에서 《고구마가 내 몸을 살린다》라는 책 소개를 보게 되었다. 거기에는 '아침 식사를 거르면 대변의 독소가 우리 몸으로 대신 흡수된다'는 놀랄 만한 사실이 언급되어 있었다. 과연 그것이 사실일까? 나는 상당한 충격을 받았다. 바로 이 책이 어쩌면 내 몸을 살릴 수 있겠구나 싶었다. 나는 그때만 해도 아침은 녹즙과 생식 등으로 간소하게 하고 저녁을 통해 영양소를 주로 섭취하고 있었다. 이것은 정말 잘못된 식습관이었다! 나의 잘못된 생각이 몸을 망치는 어리석음이었음을 깨달았다.

신문의 책 소개를 본 다음 나는 즉시 서점으로 뛰어갔다. 책을 사서 읽은 다음날부터 6시에 일어나 고구마를 찌기 시작했다. 책에는 반드시 껍질째 먹으라고 되어 있었다. 고구마 껍질이 알칼리성이기 때문에 사람의 체질을 알칼리성이나 중성 혹은 약산성으로 조절하는 데 많은 도움을 준다고 했다. 고구마 껍질을 벗겨 먹는 것은 위생상의 이유라기보다는 어쩌면 그저 습관에 불과할지도 모른다.

책에서 나온 대로 나는 매일 아침 고구마를 곁들인 식사를 2개월 정도 했다. 밥에는 보리를 1/3 정도 섞었다. 물론 점심과 저녁 식사도 가능한 한 책에서 나온 대로 따라하려 했고 모든 생활도 규칙적으로 하려고 노력했다. 2개월 후 나는 다시 병원을 찾아가 간수치를 검사했다. 그런데 이게 어찌 된 일인가! 간수치 GOT, GPT가 20 이하로 떨어진 것이다. 간염을 앓기 전 건강한 상태로 돌아간 것이다.

2007년 8월 현재 나는 10개월 째 고구마 식사를 하고 있다. 지금은 아플 때보다 몸무게도 5킬로그램 이상 늘었고 혈색도 아주 좋아졌다. 나는 감히 이렇게 말하고 싶다. 내가 가장 사랑한 책이 성경이라면 그 다음으로 좋아하는 책은《고구마가 내 몸을 살린다》라고. 지금은 이 책을 세 번째 읽고 있으며 앞으로도 또 읽을 것이다. 그리고 주변에 아픈 사람이 있다면 이 책을 읽어보고 고구마 식사를 해보라고 자신 있게 권할 것이다. 나는 앞으로 살아 있는 동안은 고구마 식사를 계속 할 것이다. 그리고 진견진 선생님께 깊은 감사의 말을 전하고 싶다.

만성 위염·위궤양, 알레르기성 비염이 사라졌다!

이인태(男, 72세, 경북 상주시)

　나는 30년 넘게 위염과 위궤양을 앓고 있었고 알레르기성 비염 또한 심했었다. 특히 알레르기성 비염은 일상생활에 지장을 줄 정도였다. 그러던 중 2007년 4월 서울 아들 집에 머물면서 우연히 신문에서《고구마가 내 몸을 살린다》책 소개를 접하게 되었다. 나는 우선 고구마가 내 몸을 살린다는 말에 호기심이 가면서도 반신반의했다. 배고픈 시절 밥 대신 주린 배를 채우던 고구마가 내 몸을 살린다고? 혹시나 하는 마음에 서점에서 책을 구입했고 책에 나온 식사법을 따라하기 시작했다. 그런데 2개월 만에 효과가 나타나기 시작했다. 정말 믿기지가 않았다.

　나는 평소 소화가 잘 안 되고 잘 체하는 위염, 위궤양 환자였다. 이런 증상이 나타난 지 30년이 넘었지만 나는 되도록 양약을 먹지 않았다. 히포크라테스가 말했던 것처럼 '음식으로 치료할 수 없다면 의사도 고칠 수 없다'는 점에 나는 동의한다. 잘못된 식습관, 음식으로 인한 병은 결코 양약이나 수술로 근본적인 치료를 할 수 없다고 생각한다. 또 의사가 병을 낫게 하는 것이 아니라 환자가 스스로 병을 치유할 수 있도록 의사가 도와준다고 히포크라테스는 말하지 않았던가?

나는 해마다 거르지 않고 위내시경 검사를 한다. 고구마 식사를 하기 전에도 내시경 검사를 했는데, 의사는 위염과 위궤양 증세가 있으니 약을 6개월 정도 먹으면 좋아질 것이라고 했다. 하지만 나는 평소 신념에 따라 그 처방을 거절했다. 그러고 나서 고구마 식사를 2007년 4월부터 시작했다. 약 5개월 동안 책에 따라 먹고 자고 배설하자 몸이 변하기 시작했다. 우선 위염과 위궤양 증세가 씻은 듯이 사라졌다. 이제는 체하거나 소화불량으로 고생하는 일이 없어졌다. 밥맛이 좋아지고 속도 아주 편해졌다.

놀라운 일은 여기서 그치지 않았다! 20년 넘게 앓아온 알레르기성 비염이 완쾌되었다. 정말 이것은 예상치 못한 결과였다. 비염은 1년에 7~8회 정도 찾아오는데 한 번 앓기 시작하면 2~3일은 아예 외출을 못할 정도였다. 한 여름에도 따뜻한 물로 세수와 목욕을 해야 했고 콧물이 한 번 나오기 시작하면 멈추질 않았다. 효과가 좋다는 비염 치료제를 아무리 먹어도 소용이 없었다. 그런데 고구마 식사를 한 지 2달이 지난 후에 알레르기성 비염이 저절로 치료되었다. 지금은 찬 물로 머리를 감고 목욕을 해도 아무 이상이 없다. 여름에 찬 물로 씻을 수 있다는 일이 나에게는 기적이었다.

나는 이 책에서 말하는 식사법의 효과를 여기저기 알리고 다닌다. 내가 고구마 하나로 20년 동안 앓아오던 비염을 완치하고 위염과 위궤양을 치료했다고 하면 사람들은 잘 믿지를 않는다. 그럴 때마다 나는 안타깝다. 왜 이 좋은 걸 따라하지 않을까? 고구마 식사를 한 이후로 피부도 더욱 팽팽해지고 훨씬 젊어진 기분을 확연히 느낄 수 있었다. 《고구마가 내 몸을 살린다》 이후로 나는 그동안 봐왔던 건강 도서는 더 이상 보지 않는다. 그저 매일 이 책을 조금 씩 읽으면서 마음에 되새길 뿐이다. 이 책을 만난 것이 나에겐 커다란 행복이자 기쁨이다.

간암 진단 후, 이 책으로 건강과 활력을 되찾다!

김○○(男, 61세, 경기도 이천시)

나는 2005년 2월 간암 진단을 받았다. 정년 퇴직 후 얼마 안 돼 다가온 충격이었다. 최소한 건강 때문에 다른 가족들에게 짐이 되긴 싫었는데 나의 처지가 말이 아니었다. 2005년 5월부터 병원에서 항암제 치료(동맥을 통해 암세포에 항암제를 주입시켜 암세포를 괴사시키는)를 받았다. 그러나 이 치료법은 한 번으로 끝냈다. 왜냐하면 고통이 너무 심했기 때문이다.

그래서 좀더 견뎌보자는 생각으로 간암을 이길 수 있는 자연요법, 면역요법을 찾기 시작했다. 인터넷을 통해 여러 자료를 모으면서 나는 '항암치료로는 암을 완치할 수 없다'는 것을 알게 되었다. 간암이라는 진단을 받은 후 1년 6개월 정도가 지나도록 나는 항암제 치료를 받지 않았다. 혼자서 할 수 있는 대체요법을 고민하던 때, 2006년 10월 경 우연히 신문광고를 통해《고구마가 내 몸을 살린다》라는 책을 접하게 되었다.

2006년 10월부터 고구마 식사를 시작해 지금까지 1년 가까이 하고 있다. 적당한 크기의 고구마 하나, 잡곡밥(현미, 콩, 보리 등 오곡 위주) 1/3 공기, 신선한 야채와 제철(무엇보다 이게 중요함) 과일을 먹었다. 가능하면 유기농으로 재배된 것들을 구했고 과일은 껍질째 먹었다. 이 책에서 말하는 대로 100% 따라할 수 없었지만 최소한 아침식사는 칼같이 지켰다. 어쩔 수 없이 집 밖에서 잠을 자게 될 때는 밀폐용기에 찐 고구마를 가지고 가 다음날 아침식사 때 같이 먹었다. 손님이 아침부터 고구마를 쪄달라고 부탁할 순 없지 않은가! 나는 또 아침 일찍 배변하는 습관을 지켰다. 대장에서 독소를 흡수하지 않도록 말이다.

고구마 식사 후 몸이 달라지기 시작했다. 그동안 '나는 간암 환자다'라는 생각 때문에 삶에 의욕과 활기가 없었는데, 점점 내가 건강해지고 있다는 느낌이 들기 시작했다. 그리고 병원에서 검사를 해보니 수치가 나의 건강 상태를 증명해주었다. 2007년 4월 경 AFP(단백질의 일종인 알파페토프로테인의 혈액 속 농도를 나타내는 수치. 간암에 걸리면 이 수치가 높아진다) 수치가 낮아진 것이다. 진단 초기에는 기준치를 넘을 정도로 악화되어 있었는데 고구마 식사 후 안정된 상태로 나온 것이다. GOT, GPT 수치 또한 위험수위에서 안정권으로 낮아졌다. 그리고 2007년 8월 CT 촬영 결과 암세포는 더 이상 커지지 않고 전이도 되지 않는 상태로 나왔다.

나는 몸소 이런 효과를 얻은 다음부터 친척과 친구들을 만날 때마다 이 책과 신비로운 고구마의 효험 자랑을 늘어놓곤 한다. 무엇보다 고구마는 비싸지 않고, 구입하기 쉬우며 먹기도 편하다. 나는 매일 이 책을 옆에 두고 읽으면서 음미한다. 뻔한 이야기이지만 건강은 건강할 때 지키는 것이 중요하다. 이 책은 특정 질환을 앓고 있는 환자보다도 건강한 사람들에게 올바른 식습관, 생활습관을 심어줄 수 있는 좋은 책이다.

변비 해결을 위한 최고의 선물, 고구마!

송지연 (女, 52세, 경북 안동시)

나는 안동에서 식당을 운영하고 있다. 평소 변비가 심하던 나는 2007년 2월 신문에서 우연히 《고구마가 내 몸을 살린다》라는 책을 접하게 되었다. 고구마가 변비에 좋다는 것을 알고 있었지만 '식이요법'이라는 카피가 눈에 띄어 책을 구입하게 되었다.

나는 매일 아침 화장실에 가기가 두려웠다. 하루 세 끼를 꼬박꼬박 먹는데도 변을 시원하게 보는 날은 거의 없었다. 항상 몸에 신호가 와서 화장실에 가지만 그뿐이었다. 나는 특히 쓸개에 담석이 있어서 변 색깔이 파랬다. 나중에 안 사실이지만 쓸개즙은 소화가 원활히 되도록 돕는다고 한다. 하지만 나는 쓸개즙이 제대로 분비되지 않아 변이 파랬던 것이다. 정말 고통스러운 나날이었다.

병원에 가봤지만 속 시원한 해결책을 듣지 못했다. 의사는 우선 치질 수술이 필요하다 말하고 식이섬유제를 처방했다. 그리고 물을 많이 먹으라고 했다. 나는 치질 수술도 하고 식이섬유제도 꾸준히 챙겨 먹었다. 그러나 증상은 전혀 나아지지 않았다. 그러다 마지막으로 지푸라기를 잡는 심정으로 이 책을 구입했고 그대로 따라하기 시작했다. 책에는 고구마 식이요법 이외에도 무엇을 어떻게 먹어야 하는지, 배변은 언제 하고, 잠은 어떻게 자는 것이 좋은지 많은 사례들과 함께 소개되어 있었다.

일단 고구마 식사를 시작했다. 매일 아침 밥 반 공기와 고구마 한 개, 사과 반쪽, 야채 두 가지를 먹었다. 일주일까지는 그다지 변화가 없었다. 책에 나온 것처럼 우리 몸의 세포가 바뀌는 데는 120일 정도가 걸린다고 하니 적어도 4달은 꾸준히 해볼 생각이었다. 그런데 일주일이 지나자 효과가 나타나기 시작했다! 매일 아침마다 고구마 식사를 한 다음에 화장실에 가면 속 시원히 많은 양의 대변을 보게 되었다. 대변 색깔도 완전한 황금색은 아니지만 누런빛이 돈다.

나는 화장실을 나설 때 마다 회심의 미소를 짓곤 한다. 또 고구마 식사 후 체중도 4킬로그램 정도 줄었고 몸도 훨씬 가벼워졌다. 식당에 아무리 많은 단체 손님이 오더라도 피곤한 기색조차 느끼지 않는다. 고구마 하나 먹었을 뿐인데 내 몸이 이렇게 변하다니. 지금 나는 안동에서 '고구마 전도사'로 통한다. 보는 사람마다 고구마를 먹으라고 권하면서 책을 선물하곤 한다. 그리고 내가 운영하는 식당에서도 이 책이 사람들 눈에 잘 띄도록 진열해놓았다. 사람들이 이 책을 읽고 변비뿐만 아니라 많은 질병을 고치길 바란다. 몇 번이나 책을 읽었는지 기억하지 못할 정도로 나는 이 책을 사랑한다.

우리는 왜 고구마 가족이 되었는가!

빈경자 (女, 66세, 대구광역시 동구)

나는 이 책을 늦게 접한 편이다. 2007년 6월 말 경 우연히 신문광고를 통해 이 책을 알게 되었다. 무엇보다 신문 카피가 특이했다. 그리고 고구마 식이요법은 돈도 그다지 들지 않고 부작용도 크게 염려되지 않아 밑지는 셈 치고 책을 사서 봤다. 그런데 읽으면 읽을수록 저자의 가르침에 공감하게 되었고 그대로 따라하기 시작했다.

나는 평소 허리와 무릎 등 관절 통증, 백내장, 고혈압 등을 앓고 있었다. 그래서 운동을 하거나 오랫동안 걸어다니지 못하는 상황이었다. 자연스럽게 비만인 상태가 되었다. 평균치에 비해 10킬로그램 이상 비만이 되자 체중조절의 필요성을 절감하기 시작했다. 더욱이 나는 운동을 할 수 없는 실정이라 음식조절을 통해서 체중을 줄여야 했다.

고구마 식사를 시작한 지 두 달 정도 지나자 체중이 4킬로그램 정도 빠졌다. 그리고 무엇보다도 속이 편하고 소화가 잘 되었다. 당연히 아침마다 시원하게 화장실을 다녀오게 되었다. 고구마 식사를 한 이후로는 간식이나 군것질 횟수가 줄었다. 나는 이런 현상들이 하도 신기하여 주변 사람들에게 책을 소개하고 고구마 식사를 권했다. 그리고 다섯 자녀에게 책을 선물했다. 모두 이 책의 가르침대로 식생활과 생활습관을 유지한다면 건강하게 살 수 있겠다는 믿음 때문이었다. 둘째 딸과 넷째 딸은 나의 조언대로 책을 읽고 고구마 식사를 실천하고 있다. 그들은 하나같이 피부가 좋아지고 속이 편하며 소화가 잘 된다고 한다. 특히 넷째 딸 같은 경우는 한 달 반 정도 지나자 얼굴에 난 여드름이나 피지, 각질이 사라지고 피부가 젊어졌다는 말을 자주 듣는다고 한다.

나는 이 책을 읽고 나서 오랫동안 국물을 끓이는 갈비탕은 먹지 않는다. 또 고기도 한꺼번에 두 가지 이상 먹지 않도록 조심하고 있다. 되도록 아침 식사는 반드시 책의 가르침대로 따라 하려 노력하지만 점심과 저녁은 잘 지켜지지 않았다. 하지만 책에 나온 대로 자연의 흐름에 따라 제철 제땅의 음식을 올바르게 먹는다면 건강은 결코 먼데 있지 않다는 점은 확실하다. 이 책을 접할 수 있게 해주신 하나님께 깊은 감사를 드린다.

지독한 소화불량, 만성피로에서 나를 구해준 고구마!

한명석 (男, 20세, 부산광역시 금정구)

　저는 고등학교 시절 가끔 의식을 잃을 정도로 극심한 피로에 시달려왔습니다. 책상에 교과서를 펴고 의자에 앉아 책을 읽다가 의식을 잃어 가슴을 억누르는 듯한 통증과 극심한 피로를 견뎌야 했습니다. 그런 증상은 하루 종일 반복되었고 특히 고2 때부터 심해졌습니다. 시력도 날이 갈수록 나빠졌고 안경 도수를 높은 것으로 계속 바꿨습니다. 이때부터 저는 항상 교실 맨 앞자리에 앉아서 수업을 들어야 했고 컴퓨터 화면을 볼 때마다 어지러움과 눈의 통증, 구토 증세에 시달려야 했습니다.

　처음에는 잠이 부족해 몸이 아픈 것이라고 생각해서 일찍 잠자리에 들기도 했고 아침식사를 다르게 먹어도 봤습니다. 또 한약 등의 보약, 영양제, 포도즙 같은 엑기스 등도 먹어봤지만 나아질 기미는 전혀 보이지 않았습니다. 대학병원에 가서 진찰도 받아봤지만 온몸이 정상이라고 나왔습니다.

　고3 말 모의고사를 보는 날, 저는 선식으로 아침을 때운 탓인지 허기가 져서 빵과 우유를 매점에서 사 먹었습니다. 그런데 그게 탈이 되어 심한 소화불량에 시달렸습니다. 그날 저녁 저는 위에서 부패된 음식물을 친구들이 보는 앞에서 식판에 토했습니다. 그날 이후 병원에 가보았지만 의사는 스트레스 때문이라며 약을 처방해주더군요. 그러나 약을 복용하여도 상태는 전혀 나아지지 않았고 음식을 조금씩 먹을 때마다 배는 딱딱하게 굳어가 3일 동안 학교에 가지 못했습니다. 마지막 날 저녁 12시에 저는 화장실에서 손을 입 안으로 넣어 억지로 토해낸 후에야 극심한 소화불량에서 벗어날 수 있었습니다.

그러는 도중 2007년도 수능시험이 다가왔고 저는 있는 힘을 다해 수능시험을 치렀습니다. 수능시험을 보고나서 저는 현대의학에 의존하지 않고 자연의 힘으로 몸을 치료해야겠다고 다짐했고 대학교 입학 전(2007년 3월)까지 어떻게든 몸을 치료해보기 위해서 눈에 띄는 건강 서적을 닥치는 대로 읽고 그대로 실천해보았습니다.

계획적으로 철저하게 식단을 짜서 입에 맞지 않는 음식을 억지로 먹었는데도 몸이 좋아지지 않자 저는 수없이 많은 밤을 울며 지새웠습니다. 이런 제 인생이 너무 서러워서 목 놓아 20~30분 동안 계속 울었던 적도 있었습니다. 그렇게 울 때마다 아무런 희망도 없는 삶을 포기하고 싶었습니다. 그러나 지금까지 고통스럽게 살아온 지난날을 생각하니 너무나 서러우면서도 동시에 건강을 회복해서 다른 사람들처럼 살아야겠다는 오기가 생겼습니다. 마지막으로 몇 달 전 읽고 나서 꾸준히 실천해보지 않았던 《고구마가 내 몸을 살린다》라는 책의 고구마 식사법을 해보았습니다.

고구마 식사법을 한 지 일주일이 지나자 3, 4일에 한 번씩 배변하던 제가 새벽 5시에 일어나서 물을 마시고 난 후에 배변을 하게 되었습니다. 다른 증세도 서서히 나아지기 시작했고 현재 2007년 10월까지 약 7개월간 꾸준히 고구마 식사법을 실천하고 있습니다. 4시 50분에 기상하여 고구마, 밥을 앉혀놓고 물을 마시고 과일을 먹고 난 다음 고구마와 밥이 다 되면 고구마를 먼저 먹고 밥 한 공기와 김치를 함께 먹습니다. 점심식사, 저녁식사도 식사 전에 물과 과일을 먹은 후(저녁식사에서는 과일을 제외) 주

식사는 고구마 식사법에 따라 생야채, 쌀 위주로 된 식사(예를 들면 비빔밥, 된장찌개, 떡 등)를 하였습니다. 지금은 소화불량과 만성피로가 거의 사라졌고 눈에도 피로가 덜 오며 건강이 차츰 좋아지고 있습니다(고구마 식사법과 함께 시력훈련을 하였습니다). 그리고 매일 아침 일어났을 때에는 정신이 상쾌하고 몸이 가벼워 몸이 좋아지고 있다는 것을 직접 느낄 때면 얼마나 기분이 좋은지 모릅니다. 마음은 행복으로 충만해지고 시야에 들어오는 모든 것들이 아름답게 보입니다.

처음에 고구마 식사를 할 때 부모님은 아무거나 잘 먹고 운동하면 건강해진다고 하시면서 고구마 식사법에 집착하는 저를 정신병자 취급하셨습니다. 그것 때문에 부모님과 심하게 다투었지만 지금은 서로를 이해하려고 노력합니다. 현대의학이 치료할 수 없을 만큼 건강이 악화되어본 적이 없는 부모님이 그러시는 것도 당연합니다.

현대의학이 치료할 수 없는 불치병, 죽을병에 걸려서야 사람들은 비로소 건강의 소중함을 절실히 깨닫게 되니까요. 이러한 사실들은 저를 정말 안타깝게 만듭니다.

저는 모든 분들께 고구마 식사법을 권해드리고 싶습니다. 특히 건강이 매우 좋지 않더라도 고구마 식사법을 통해 건강을 회복하여 더욱 더 풍요로운 삶을 살 수 있다고 감히 말할 수 있습니다. 제가 직접 겪어봤으니까요. 그리고 먹는 것에 무관심한 분들이 많은데 저는 먹는 것이 가장 중요하다고 생각합니다. 마지막으로 고구마 식사법을 만들고 그 자연의 순리를 책으로 출판하신 진견진 선생님과 대만 판을 한국어로 번역해 우리나라에 알려주신 유리타 선생님께 진심어린 감사를 표합니다.

두통과 생리통을 극복하고 몸이 맑아지다!

안인자(女, 47세, 경남 창원시)

나는 매달 생리통을 심하게 겪곤 했다. 생리 일주일 전부터 두통, 복통이 심해 매일 두통약이나 진통제를 먹어야 했다. 하지만 약을 먹을 때만 잠시 통증이 가라앉을 뿐 생리통이 완전히 나은 것은 아니다. 두통과 생리통은 한 번 시작되면 다른 일을 전혀 하지 못할 정도였다.

2006년 11월 경 신문광고를 통해서 나는《고구마가 내 몸을 살린다》라는 책을 처음 접했다. 저자인 진견진 선생이 밝히는 총체적 건강법이라고 하니 혹시나 생리통에 효과가 있을까 싶어 책을 구입했다. 한 구절 한 구절 읽어가면서 공감하는 부분이 많았다.

우선 아침마다 고구마를 삶아서 식구 전체가 먹었다. 매일 아침 어른 주먹만 한 크기의 고구마를 계속 먹었다. 점심과 저녁도 책에 나온대로 하면 좋겠지만 현실적으로 어려움이 많았다. 대신 육식을 자제하고 야채와 현미밥 위주로 식단을 짜 실행에 옮겼다. 3~4개월까지는 별 다른 효과를 느끼지 못했다. 고구마 식이요법 후 가장 큰 변화는 우선 다른 것을 먹고 싶은 생각이 들지 않았다는 점이다. 고구마 때문인지 일종의 포만감이 느껴졌다.

그런데 그 후 어느 순간부터 몸과 머리가 맑아진다는 느낌이 들었다. 생리 일주일 전부터 머리가 아프고 두통약을 계속 먹어야 했는데 고구마 식이요법 후 5개월쯤 지나자 언제 그랬냐는 듯 통증이 사라졌다. 6개월 정도 지나자 이제 우리 집에서 두통약을 먹는 사람이 없어졌다. 새벽 2~3시까지 업무가 많아서 두통을 자주 호소하던 남편도 더 이상 두통약을 찾지 않게 되었다. 남편 역시 나처럼 머리가 맑아지고 정신이 뚜렷해졌다고 한다.

이런 모든 변화는 고구마 식이요법 후 일어난 일이다. 머리가 맑아지고 정신이 뚜렷해지니 항상 몸이 날듯이 가벼웠다. 하룻밤 정도 새워도 정신이 또렷하고 몸이 맑은 상태가 지속되었다. 나는 이런 변화가 하도 신기해서 친지며 동료들에게 고구마의 효험을 자랑하고 다녔다. 나의 이런 이야기를 듣고 중학교 3학년인 나의 조카도 고구마를 아침마다 먹기 시작했다. 조카는 변비가 심하고 장이 꼬이는 증상이 심했다. 그래서 병원에서 관장을 하기도 했다. 그러나 고구마를 아침마다 챙겨 먹은 이후부터는 더 이상 그런 증상은 나타나지 않았다. 매일 아침 학교 가는 길에 고구마를 2개 정도 챙겨먹는 수고로움에 비하면 그 효과는 매우 컸다.

고구마 하나로 이렇게 건강한 삶을 되찾다니 그저 신기할 따름이다. 나는 1년 가까이 고구마 식이요법을 실천하고 있으며 주변 사람들에게 강력히 추천하고 다닌다. 건강을 지키는 노력은 아주 작은 데서 시작된다고 믿는다.

목차

진견진 선생의 인생 이야기

※ 프롤로그는 《자연율례》의 편집자가 진견진 선생의
강의와 인터뷰를 바탕으로 재구성한 것입니다.

태어날 때부터 약골이었다

잔잔한 바람이 부는 일본식 작은 통나무집은 열심히 강의를 듣는 수강생으로 가득 차 있었다. 그들 중에는 이곳 신주 시에 사는 사람도 있고 혹은 강의를 듣고자 멀리 다른 도시에서 온 사람도 있다. 그들이 어디에서 왔고 무엇을 하든 간에 여기에 온 이유는 자연율례(自然律例 : 진견진 선생이 주장하는 이론으로서 인간을 포함한 이 세상의 모든 것은 자연의 섭리에 따라 움직인다는 것)와 고구마 식사 창시자인 진견진 선생의 강의를 듣고, 자연율례로 회귀하기 위해서이다.

진견진 선생을 처음 만난 사람들은 그녀의 소박한 모습에 모두 놀라곤 한다. 많은 사람 앞에서 당당하고 차분하게 강의하는 그녀의 모습을 보지 못했다면 아마 그녀를 시장에서 쉽게 볼 수 있는 평범한 아줌마라고 생각할 것이다. 일반적으로 양생(養生 : 병에 걸리지 않도록 건강관리를 잘 하여 오래 살기를 꾀함. 즉, 섭생 혹은 몸을 조리함) 전문가는 아주 화사하고 활기찬 모습이라고 생각하는데 진견진 선생에게선 전혀 그런 분위기를 찾아 볼 수 없다. 그녀는 평소 어떤 화장이나 치장을 하지 않는다. 또한 다른 사람들이 그녀에 대해 어떻게 생각하든 전혀 개의치 않는다. 어떤 화장이나 치장을 하지 않아도 지금의 그녀 모습은 신체적으로 혹은 정신적으로 20년 전보다 훨씬 낫다는 것을 알기 때문이다. 20년 전의 사진과 지금 그녀의 모습을 비교해볼 때, 지금이 20년 전보다 훨씬 젊어 보이고 건강해 보인다.

"워낙 약골로 태어난 데다 병치레를 많이 해서 20년 전에는 50살쯤으로 보였습니다." 그녀의 집안은 너무 가난해 학교를 다닐 수 없었기에 초등학교 3학년이 되도록 그녀는 글을 깨우치지 못했다. 어린 나이에 그녀는 새벽 3~4시에 일어나 살을 에는 추위를 무릅쓰고 새우공장에서 새우 까는 일을 했다. 또래 친구들이 따뜻한 집에서 단잠을 자고 있을 시간에 그녀는 돈을 벌기 위해 아침 일찍 신문배달을 하고 낮에는 여관에서 청소를 했다. 중학교 3학년 때 야간학교로 옮긴 후에도 여전히 신문배달을 하고 낮에는 무역회사와 공장에서 견습생으로 일했다.

선천적으로 약골로 태어난 데다 어린 나이에 온갖 고된 일을 한 탓인지 과로가 겹쳐 아프지 않은 곳이 없었다. 그렇게 아프면서도 내색 한번 내지 않고 견뎠지만 결국에는 병 때문에 쓰러졌다. 그녀 나이 14살 때 전신에 41.2도의 고열이 나 식구들을 놀라게 했다. 병원비가 없었지만 사람이 죽게 생겼으니 병원에 가지 않을 수 없었다. 하지만 의사는 그녀의 병을 고치지 못했고 증세는 갈수록 악화되어 심장, 간, 신장, 폐, 장, 위,

비장, 눈, 코, 입 등 어느 한 곳도 성한 데가 없었다.

처음 그녀를 치료한 의사는 맹장염이라고 진단하고 수술하여 맹장을 떼어버린 후에야 비로소 맹장염이 아니라는 사실을 깨달았다! 온몸이 아픈 상태에서 머리가 아프면 머리를 치료하고 다리가 아프면 다리를 치료하면서 한 달간을 병원에서 보냈지만 그녀의 병은 전혀 낫지 않았다. 결국 의사들은 치료가 불가능하니 하늘의 뜻에 맡기는 수밖에 없다고 하면서 그녀를 퇴원시켰다.

그러나 하느님의 은총이었을까? 의사조차도 포기한 그녀를 살리고자 하는 다급한 마음에 그녀의 어머니가 약초를 먹인 것이 우연히 맞아 떨어져 기적처럼 살아났다. "나중에 약초를 연구하면서 그 당시 어머니가 나에게 먹인 약초가 거리에서 흔히 볼 수 있는 화석초(化石草)라는 것을 알게 됐지요. 대학에서 의학을 공부하면서 그때 내가 걸렸던 병이 낭종이었다는 것도 알았고요. 그때만 해도 간낭종에 걸렸다 하면 100명 중 98명은 죽는 아주 무서운 병이었거든요."

하찮은 약초 덕분에 죽다 살아난 경험은 그녀에게 많은 충격을 주었다. 물론 아직 어렸기 때문에 많은 것을 이해하지 못했지만 그때부터 그녀는 중국의 전통의학과 자연의 힘을 믿게 되었고 호기심을 갖게 되었다. "의사도 포기했던 내 병을 들판의 하찮은 풀이 고쳤다면 자연의 힘이 정말 대단하지 않습니까? 너무 신기하고 오묘하지 않습니까? 인간이 대자연으로부터 많은 것을 배워야 하지 않을까요? 자연율례를 어기고 어떻게 잘 살수가 있겠습니까?"

하지만 가혹한 운명의 장난은 그녀의 가족에게 또 다시 찾아왔다. 그녀가 완쾌된 지 얼마 되지 않아 큰 오빠가 갑자기 쓰러져 움직이지 못하게 되었다. 그는 가끔가다 전신의 힘이 빠지면서 온몸이 뻣뻣해지고 갑자기 고함을 지르거나 이상한 헛소리를 했다. "남존여비 사상이 강했던 그 당시 집안의 대를 이을 장남이 갑자기 원인 모를 병에 걸려 온가족은 큰 충격을 받았습니다." 장남이 미쳤다는 사실을 받아들이지 못하는 그녀의 어머니는 신만이 오빠를 구할 수 있다는 생각에 진견진 선생을 데리고 대만에 있는 용하다는 절은 모두 다니면서 기도하기 시작했다. 그 당시 두 모녀가 얼마나 많은 향을 피웠으며 절을 했는지 헤아릴 수가 없다고 한다. 그럼에도 불구하고 오빠의 병은 전혀 차도가 없었다.

우연히 어른들의 말을 엿들은 그녀는 오빠의 정신질환이 우연한 것이 아니라 그녀의 할머니로부터 물려받았다는 것을 알게 되었다 (그녀의 할머니는 정신질환으로 자살했다). 그 이야기를 들었을 때 조부모에 대하여 너무 화가 나 그녀는 마음을 진정할 수가 없었다. 또한 심심하면 엄마나 형제들을 때리던 아버지에 대한 반감도 커졌다. 그리고 무엇보다도 쉽게 화내며 경솔하고 정서가 불안정한 자신의 성격을 보면서 자신 안에 어떤 시한폭탄이 있는건 아닌지 염려했다.

가라고 해도 가지 않는 병

질병은 늪에서 기어나온 악어처럼 끈질기게 그녀를 괴롭혔다. 결혼준비로 정신없던 21살 때, 설상가상으로 집에 문제까지 생겨 그녀를 더욱 힘들게 했다. 결국 지나친 스트레스 때문에 옛날의 고질병이 다시 도졌다. 간, 위, 장 그리고 신장에 문제가 생겨 병원에 입원해야만 했다. 체중은 13kg가 빠져 뼈만 앙상했다. 결혼할 날짜는 점점 다가오는데, 결혼할 신부는 중병이 들어 병원에 입원한 상태였다. 가뜩이나 마음에 차지 않은 며느리였는데 아프기까지 하니 시집에서는 그녀를 더욱 더 못마땅하게 여겼다.

"당시 시댁에서 아무도 나를 21살로 보지 않았습니다. 심지어는 내가 이미 한 번 결혼했던 여자라고 생각했지요." 결혼을 앞두고 그녀는 많은 고민을 했다. 결혼해서 남편에게 평생 짐이 될까봐 두려웠지만 남편은 그런 그녀의 마음을 이해했고 더욱 더 그녀를 아껴주었다. 시부모님의 반대를 무릅쓰고 약혼한 후에도, 열심히 교회에 나가며 전도하러 다니면서 길거리에서 종종 쓰러지곤 했다. 우울증 증세가 있어 행여 오빠처럼 되지 않을까 걱정했지만 남편은 시아버지에게, "이 세상에 고치지 못하는 병은 없습니다! 반드시 고칠 것입니다" 하면서 강력하게 그녀와의 결혼을 고집했다.

결혼하기를 그렇게 고집하던 남편도 그녀의 병이 얼마나 심각한지 알지 못했다. 달콤했어야 할 신혼부부의 외출은 그녀에게 고역이었다. 200~300m도 못가 주저앉아야 했기 때문이다. 조금만 걸어도 너무 힘들어 아무 벽이나 거리에 세워둔 오토바이에 기대야 했고 앉을 수 있는 곳이면 어느 곳에나 주저앉곤 했다. 설상가상으로 새로운 생활에서 오는 스트레스로 인해 요실금까지 걸렸다. 평소 신장과 방광이 약한 것을 알았지만 자신도 모르게 아무 때나 소변이 흘러 옷을 적실 정도까지 되리라고는 상상하지 못했었다.

"처음 요실금에 걸렸을 때 몸에 다른 이상이 생긴 줄 알았어요. 그런데 남편을 부르면서 마루에서 화장실로 가는 도중에 소변이 저절로 나왔습니다. 놀랍기도 하고 울고 싶을 정도로 창피하더군요. 결국 요실금에 걸렸다는 사실을 받아들일 수밖에 없었어요."

모든 사람의 반대를 무릅쓰고 결혼한 남편은 그녀가 매일 아파하는 모습을 보고 제대로 잠을 잘 수가 없었다고 한다. 그는 항상 새벽이 되어서야 겨우 잠에 들곤 했다. 또한 매일 요실금과 다른 질병으로 고생하는 아내를 보면서, 아내의 병을 고치고 싶지만 쉽지 않을 것이라 생각했다고 한다.

자식이 태어날 때마다 찾아온 위기

그때까지 그녀를 힘들게 했던 병마는 자식을 낳은 후 겪은 병마에 비하면 아무것도 아니었다. 27살 때 큰 딸이 태어났다. 딸이 태어난 지 얼마 되지 않아 그녀의 요실금 증상은 갈수록 심해졌다. 그녀를 치료했던 의사가 아이를 낳으면서 자궁이 너무 늘어져 방광의 기능이 나빠지니 자궁을 제거하라고까지 했다. 만약 자궁제거 수술을 하지 않으면 매일 기저귀를 차야 할 정도로 심해질 것이라고 경고했다.

'자궁을 제거하라고?' 방금 태어난 핏덩이 딸을 품에 안고 그녀는 고개를 가로저었다. 많은 자식들을 낳아 기르는 것이 꿈이었던 그녀였기에 아무리 힘들어도 생명을 잉태하는 자궁을 제거하지 않으리라 다짐했다. 자신에게 힘과 용기를 달라고, 그리고 품 안에 있는 어린 생명을 보호해 달라고 하느님께 빌고 또 빌었다. 하지만 그녀가 그렇게 걱정하던 병마는 예상보다 훨씬 빨리 찾아왔다. 갓 태어난 딸이 중병에 걸린 것이었다.

3개월도 채 되지 않은 딸이 지독한 고열과 심한 설사로 탈수현상까지 겪었다. 한 달 동안 병원에 입원해 있는 동안 그 어린 몸에 주사를 하도 많이 놓아 더 이상 놓을 데가 없어 결국에는 머리에 주사를 놓아야만 했다. 빡빡 깎인 머리는 주사바늘 자국으로 전체가 시퍼렇게 멍이 들었다. 아이의 병이 워낙 특이하여 다른 병원에서 한 무리의 의사들이 검진하러 왔지만 딸의 병은 전혀 차도가 없었다. 결국 아이가 위독하다는 의사의 진단을 받게 되었다.

그녀의 남편은, 5kg의 통통했던 아이가 뼈만 앙상하게 남아 그 작은 몸이 그녀의 손 안에 들어가는 것을 보면서 애가 탔지만 어떻게 할 수 없었다고 한다. 사랑하는 아내와 자식이 육체적, 정신적으로 심한 고통을 받는 것을 보면서 심장을 도려내는 것처럼 마음이 아팠지만 자신의 무능함이 무척 원망스러웠다고 한다.

그녀의 정성어린 간호 덕분인지 다행히도 작은 생명은 살아날 수 있었다. 그녀는 이렇게 힘든 일을 여러번 경험하면서 서양의학에 대한 믿음이 완전히 사라졌다. 비록 자신과 어린 딸이 계속 병원에서 치료를 받았지만, '이렇게 각종 의료기구와 화학적인 약을 통해서만이 인간의 병을 치료할 수 있을까? 이것보다 좋은 방법은 없을까?'라는 의문이 그녀의 머릿속을 떠나지 않았다.

그 후 그녀는 오전에는 서양의학을, 오후에는 중국의학을 열심히 공부하고 저녁에는 건강에 관한 강의를 들었다. 자신의 병을 치료할 수 있는 방법을 찾을 수 있다는 희망을 가지고 열심히 매달렸다. 그리고 공부하는 데 필요한 약값으로 매달 수백만 원을 쓰곤 했다. 다행히 남편의 사업이 잘되어 약값을 댈 수 있었다. 수많은 약을 직접 먹어보면서 자신의 병을 고칠 수 있는 방법이 무엇인지 스스로 찾기 위해 노력했다.

몸도 허약한데다 자식 하나 있는 것도 제대로 키우지도 못하면서 또 애를 낳았다고 하면 모두 놀랄 것이다. 하지만 모든 엄마들이 힘든 진통을 겪고도 아이를 보는 순간 그 고통을 다 잊어버리는 것처럼 그녀 또한 그렇게 힘들었던 고통들을 잊어버렸다. 또한 어려서부터 자식을 많이 낳아 길러야 한다는 종교의 가르침과 옛 어른들의 말 때문인지 되도록 아이들을 많이 낳고 싶어 했다.

29살 때 두 번째 아이를 임신했다. 당연히 그녀를 아끼는 사람들이 모두 크게 걱정했다. 걱정은 마침내 현실이 되었다. 3일 동안 진통하면서도 아이가 나오지 않자 결국에는 산모와 아이의 안전을 위해 수술을 해야 했다. 시간이 얼마나 흘렀는지 알 수 없었지만 그녀는 마취에서 깨어나자마자 아이부터 걱정했다. 남편의 웃는 얼굴을 본 후에야 아이가 괜찮다는 것을 알고 너무 기뻐 눈물을 흘렸다.

아들은 그녀의 허약한 체질을 그대로 물려받아 태어날 때부터 약골이었다. 똑똑하고 귀여운 아이가 어느 날 갑자기 천식에 걸린 것이다. 아들이 2살이었을 때 천식으로 2개월 동안 병원에 입원해 있는 동안 아이가 위독하다는 소식을 들을까봐 언제나 마음이 조마조마했다. 아니나 다를까 악몽처럼 결국 아들이 위독하다는 의사의 말을 들었다. 마음이 아프고 두려웠지만 정신을 차리고 의사의 말을 받아들여야 했다.

어린 아들이 죽음의 문턱에서 살아났을 때 그녀는 무릎을 꿇고 하느님에게 감사의 기도를 드렸다. 하지만 정말로 가혹한 운명의 장난이 그녀를 기다리고 있었다. 그녀가 세 번째 아이를 임신했을 때 갑자기 중풍에 걸린 것이었다. 그뿐만 아니라 하룻밤 사이에 그녀의 머리가 온통 하얗게 세었다. 그때 그녀의 나이 겨우 32살이었다. "인간의 감정이 신체에 많은 영향을 끼칩니다. 특히 몸이 허약한 사람은 감정의 영향을 더욱 더 많이 받습니다."

세 번째 아이를 임신했을 당시 남편이 하던 사업이 잘되지 않았다. 낮에는 남편을 돕기 위해 부른 배를 안고 동분서주 바쁘게 뛰어다녔고, 조용한 밤에는 어릴 적 지독히 가난했던 시절을 떠올리며 앞날을 걱정했다. 행여 남편의 사업실패로 지금까지 어렵게 쌓아올린 행복한 가정이 깨지고 아이들이 자신처럼 고생하지는 않을까… 매일 밤낮으로 걱정했더니 결국에는 젊은 나이에 중풍이 걸리고 하룻밤 사이에 머리가 백발이 된 것이다.

또한 갓 태어난 셋째 아이의 상태가 위독했기 때문에 자신을 돌볼 겨를이 없었다. 겨우 정신을 차린 후 휠체어를 타고 아이를 보러 신생아실에 갔다. 그녀가 상상했던 희고 보드라우며 귀여운 아이가 아니라 온몸이 튜브로 감긴 작은 물체가 자신의 아이라는 사실을 알고 경악할 수밖에 없었다. 그녀는 자신의 눈을 믿을 수가 없었다. 지금까지 참고 참았던 설움이 한꺼번에 복받쳐 올라왔다.

그녀의 상태가 다시 위독하다는 소식을 듣는 것은 너무도 당연한 일이었다. 아이들 세 명을 낳을 때마다 위독하다는 의사의 말을 들어야 했던 그녀에게, 이 세상의 어느 것도 그녀를 위로하지 못했다. 막내 아이를 병원에 두고 산후조리를 하기 위해 집으로 돌아왔지만 온몸이 튜브로 감긴 딸의 모습이 마음에서 떠나지 않았다. 정말 어떻게 해야 할지 막막했다. 자신과 어린 자식들이 이런 식으로 계속 병마에 시달려야 하는가? 그녀는 굴복할 수 없었다. 그때부터 병마와 싸우자는 결심을 하게 되었다.

마침내 스스로 치료하기로 결심하다

이때부터 그녀는 병과 수동적으로 싸우지 않고 능동적으로 싸우기 시작했다. '적을 알고 나를 알면 백 번 싸워도 위태롭지 않다(知彼知己, 百戰不殆)'는 말처럼 진견진 선생은 의학 분야를 집중적으로 공부하기 시작했다. 우선 중국의 전통의학부터 공부하기 시작했다. "그 당시 중국 전통의학의 가르침은 아주 보수적이었지요. 공부를 하려면 반드시 스승의 개인적인 허가를 먼저 받아야 했습니다. 즉 학생의 신분으로 시작해야 했습니다." 그녀는 전통의학을 공부하면서 한약재의 약성(藥性)과 치료법을 알게 되었고, 전통의학을 공부할수록 더욱 더 흥미를 갖게 되었다. 그래서 경락이나 맥에 관한 책, 괄사(刮 : 급성 위장염 따위에 쓰이는 민간 요법. 동전에 물 또는 기름을 묻혀 환자의 가슴, 등 따위를 긁어서 국부의 피부를 충혈시켜 위장의 염증을 경감시킴), 부항 같은 것들에 대해서 지속적으로 책을 보면서 연구했다.

　그녀의 나이 33살 때 남편의 사업 때문에 온 가족이 홍콩으로 이사했다. 타 지역과 교류가 많은 홍콩의 지리적 조건 덕분에 많은 사람을 만날 수 있었다. 그녀는 홍콩에 머무는 동안 전통의학에 관한 많은 강의를 들을 수 있었다. 또한 생기(生機 : 유기농뿐만 아니라 음식을 생으로 먹는 것을 말한다)음식에 관한 강의도 들었고 홍콩에서 유명한 한의사들을 집으로 초빙하여 개인적으로 강의를 듣곤 했다. 모든 것을 빨아들이는 스펀지처럼 의학, 약초학, 영양학, 생기음식 그리고 자연요법 등 다방면의 지식들을 배우고 받아들였다.

　이런 식으로 전통의학을 공부하니 마치 오래전부터 친하게 지내던 정든 지기를 만난 기분이었다. 새벽부터 일어나 공부를 하였고 천문학과 지리학 그리고 인간사에 관한 것 등 읽지 않은 것이 없었다. 그 후 그녀는 더욱 더 많은 것을 배우기 위해 중국의 광주와 천진의 유명한 대학에서 다른 사람의 경험이나 지식을 배웠다. 마지막으로 중국 호북에 있는 중의(中醫)학원을 졸업했다. 심지어는 중국 무이산에 기거하는 유명한 선생의 뒷바라지까지 해주면서 의학을 배웠다.

　그렇게 18년 동안 열심히 공부한 덕분에 마침내 그녀는 중의, 서양의학, 생기음식 이론을 융합하여 자연과 인간의 조화에 관한 자연율례의 도리를 깨닫게 되었다. 자연율례를 철저하게 실행한다는 것은 힘들어 보이지만 사실 이것은 우리가 쉽게 실행할 수 있는 간단한 생활철학이다. 또한 그녀는 고구마에 들어 있는 신비한 효력을 발견하여 자연율례에 입각한 고구마 식사를 창조했다. 그녀가 창조한 고구마 식사의 효력은 우선 그녀 자신을 통해서 증명되었다. 고질병이었던 심장병, 간질환, 신장병, 위장질환, 요실금 그리고 손발이 마비되는 증상들이 하루가 다르게 좋아지고 몸도 가벼워졌다. 심지어는 오랫동안 여러 가지 중병치레로 인해 나이보다 훨씬 늙어 보였던 외모가 점점 젊어져 가족들조차도 믿지 못할 정도였다.

고구마 식사로 건강이 좋아지자 옛날처럼 병에 걸릴까 걱정하지 않게 되었다. 그녀는 더 이상 병이 들면 앉아서 꼼짝없이 당하던 약하고 여린 여자가 아니었다. 인간이 건강하고 행복하게 살 수 있는 충분한 자원을 하느님이 주었다고 믿기 때문에 더 이상 질병에 대해서 걱정하지 않게 된 것이다. 아무리 아픈 환자라도 하늘과 땅에 순종하고 자연율례를 실행한다면 건강을 회복할 수 있다는 것을 알게 되었다.

인간이 먹는 식물은 하늘과 땅이 인류를 위해 준 가장 우수한 양약(良藥)이기에 사람에 맞는 음식을 먹고 규칙적인 생활을 한다면 많은 돈을 들이지 않고서도 건강을 회복할 수 있다. 마치 들녘의 하찮은 화석초가 그녀를 생사의 고비에서 구해냈듯이 말이다. 적은 숫자의 병력으로도 많은 숫자의 적을 충분히 물리칠 수 있지 않은가?

의학을 열심히 공부할 때 가슴에 딱딱하게 잡히는 것이 있어 검진을 받아보니 의사는 암인 것 같다고 했다. 이 말에 그녀는 절망하지 않고 자연의 힘을 빌려 암을 직접 치료하기로 마음먹었다. 적당한 음식과 적절한 휴식을 취하면서 암세포를 컨트롤하고 암세포와 계속 대화를 했다. 지금 그녀의 암세포는 한 지붕 밑에서 친한 친구처럼 그녀와 화목하게 지내고 있다!

진견진 선생이 창조한 이론인 자연율례는 그녀를 가르친 선생들뿐만 아니라 많은 사람을 순식간에 불편하게 만들었다. 그들이 자신의 이론에 반대할 때 그녀는 힘들고 고독했다. "나를 가르쳤던 선생님들까지도 나를 정신병자 취급했습니다. 너무 복잡하게 생각하지 말고 그저 열심히 배우는 것으로 만족하라고 했습니다." 시간이 흐르면 자연율례에 관해서 사람들이 저절로 알게 될 것이라는 생각에 사람들에게 자연율례에 관하여 더 이상 말하지 않았다. 한편으로 그녀는 자신이 의학을 배우고 실습하는 이유는 자신과 가족을 구하는 일이라고 생각했기 때문이다.

그러나 얼마 후 진견진 선생의 이름과 자연율례에 관한 소문이 입소문을 통해 홍콩에 점점 알려지게 되었다. 서양의학에 불만과 의심을 가졌던 사람이나 병을 치료하기 원하는 사람이 그녀를 찾아 오기 시작했다. 자신이 주장하는 이론이 현대의 주류의학과는 많은 차이가 있어 그들의 의심과 질책을 받을 것이라는 생각에 처음에는 사람들에게 문을 개방하지 않았다. 하지만 그녀를 찾는 사람들이 파도처럼 끊임없이 밀려들었다. 그 중에는 거의 죽기 직전인 사람도 있었다. 그들의 요청을 더 이상 거절하지 못하고, 도와주자는 마음에서 결국 자연율례를 알리기로 결심했다.

그녀의 무료강의와 자연율례의 탁월한 효과는 시간이 지날수록 입소문이 나 강의를 들으려는 사람이 갈수록 많아졌다. 그러나 이런 현상을 옆에서 지켜보던 남편의 걱정은 커져갔다. 그녀가 대만이나 홍콩에서 어떤 의료 면허증을 받지 않았기 때문에 문제가 있을 것이라고 생각했기 때문이다. 하지만 환자를 치료하는 것이 아니라 양생을 위주로 한 것이기 때문에 그녀가 하는 일을 말리지는 않았다. 어느 날 거의 죽어가는 암환자가 다른 사람의 부축을 받고 그녀를 찾아 왔을 때, 남편은 비주류적인 방법으로 죽어가는 사람을 치료할 수 없다고 문을 잠가버렸다. '사람의 생명을 다루는 아주 중대한 일이지 않은가? 만약 잘못되면 그 책임을 어떻게 질 수 있을까?'라는 생각에 차마 문을 열어줄 수 없었다고 한다.

하지만 진견진 선생은 집에 찾아온 말기의 암환자에게 어떤 일이 일어날 것인지 정확하게 알고 있었다. '만약 그가 아픈 몸을 이끌고 내 집에 올 수 있는 힘이 있다면 그는 반드시 살 수 있을 것이다'라는 생각으로 그 사람을 받아들였다. 그녀의 집에 올 때는 다른 사람의 부축을 받았던 사람이 4개월 후에는 스스로 걸어갈 수 있을 정도로 건강해졌다. 또 다시 4개월 후에는 몸 안에 있던 종양이 완전히 사라졌다.

모든 사람에게 희망을 선사하다

그녀는 38살이었을 때 지능장애자이면서 신체장애자인 아이를 입양했다. 입양한 아이를 대만에서 키우기 위해 온가족이 다시 대만으로 돌아왔다. 이때부터 그녀는 완전한 전업주부가 되어 가족을 돌보면서 살려고 했다. 하지만 장애자인 자식을 통해서 자연율례의 오묘함과 무궁무진한 힘을 더욱 더 실감하게 되었다.

그러면서 그녀는 소수의 사람에게 자연율례를 가르치기 시작했는데, 입소문이 퍼져 배우려는 사람이 한 명에서 10명으로, 10명에서 100명으로 불어나면서 홍콩에서 일어났던 일들이 대만에서도 다시 일어났다. 갈수록 많은 사람이 그녀의 도움을 받고자 문을 두드렸고 자연율례를 따르게 되었다. 처음에는 의무적으로 소수의 사람에게 강의를 하다가 자연율례를 배우려는 사람의 수가 너무 많아지자 '자연율례 교육센터'를 설립했다. 그때부터 사람들은 그녀를 진 선생님이라고 부르기 시작했고 자연율례 이론은 모두 10단계로 발전했다.

지난 몇 년 동안 진견진 선생의 자연율례를 배우고 실천하는 사람들은 2,000명이 넘었다. 의대 교수, 병원 원장, 의대생, 유명한 사업가, 과학계 인사, 엔지니어, 회사원, 가정주부 그리고 은퇴한 노인들까지 자연율례의 효험을 직접 체험하기 시작했다. 그들이 자연율례를 배우려는 목적은 양생이지만, 대부분의 목적은 자신의 병을 치료하기 위해서였다. 어떤 이유에서든 자연율례를 열심히 실천하는 사람은 신체적 건강뿐만 아니라 정신적 건강도 아주 좋아진다는 것을 알게 되었다. 진견진 선생이 사람들에게 고구마 식사를 적극적으로 권장했기 때문에 고구마 식사는 아주 유명해지기 시작했다. 의학계에서도 고구마의 효력에 대해서 끊임없이 연구하여 고구마가 항암치료와 질병을 예방하는 데 매우 효과적임을 증명했다.

"임상 과정에 있는 많은 사람이 나의 이론을 믿지 않았지요. 보편적으로 믿고 있는 것과 다른 의견들은 처음에는 항상 인정받기가 힘들기 때문이죠." 하지만 얼마 되지 않아 많은 사람이 고구마를 껍질째 먹기 시작했다. "심지어는 출장갈 때마다 항상 고구마를 챙기는 사람도 있습니다."

진견진 선생은 지금까지 자신의 이론을 믿고 따랐던 수많은 사람들에게 감사해 한다. 그들이 없었다면 자연율례의 힘을 확인할 수 없었기 때문이다. 또한 그들이 있음으로 해서 정통적인 의학이 아닌 비주류의 길을 걸으면서도 외롭지 않았다. 그들의 지지와 믿음이 있었기에 그녀는 끈기와 용기를 가지고 어려운 여정을 헤쳐나갈 수 있었던 것이다.

선천적으로 약골로 태어나 갖은 병으로 생사의 고비를 몇 번이나 넘긴 한 여인이 이제는 5명의 자식을 가진 강한 엄마가 되었다. 그뿐만 아니라 이제는 많은 사람을 불치병의 고통에서 구하는 또 다른 의사가 된 것이다. 마치 엄동설한에 얼어 죽기 직전이었던 애벌레가 모든 역경을 이겨내고 살아난 것처럼 그녀는 찬란하고 아름다운 나비가 된 것이다. 생사의 고비를 몇 번이나 넘긴 그녀는 강인한 인내력과 노력으로 다시 살아났다. 지금까지 살아오면서 남들이 이룩한 것처럼 많은 것을 이루지 못했지만 자신에게 주어진 악한 상황을 극복하고 많은 사람에게 희망과 도움을 주는 사람이 된 것이다.

"지금의 저는 하느님의 축복이 있었기에 가능했습니다"라고 그녀는 말한다. 신앙은 그녀에게 모든 역경을 이겨내고 앞으로 나아갈 수 있는 힘을 주었지만, 그녀의 강인한 끈기와 노력이 없었다면 지금의 그녀도 없었을 것이다.

1장

자연율례란 무엇인가?

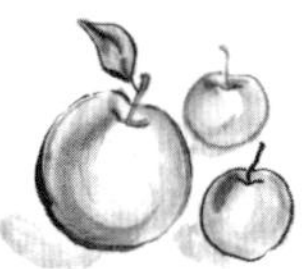

생로병사는 불변의 법칙이 아니다

아프지 않고 젊게 살 수는 없을까?

이 세상의 모든 사람이 '생·로·병·사'의 법칙을 피할 수 없다고 믿는다. 정말 이것은 피할 수 없는 인류의 숙명인가? 질병으로 인한 고통과 노화현상을 피할 수는 없을까? 혹은 생로병사에서 '노(老)'와 '병(病)'을 제외한 생·장·사(生·長·死)만을 누리며 살 수는 없을까?

병을 고치는 사람으로서, 나는 매일 자연율례 강의를 통하여 많은 사람을 만나며 그들로부터 각종 질병과 노화현상에 대해 많은 질문을 받는다. 나 자신도 암을 비롯한 여러 가지 중병으로 오랫동안 통증과 싸워야만 했다. 결국 자연율례(自然律例)의 도리를 깨닫고 열심히 실천한 결과, 인간은 선천적으로 질병과 노화와는 거리가 멀다는 것을 확인했다. 나 자신뿐만 아니라 자연율례를 몸소 실천한 많은 사람을 통하여 얻은 통계적 믿음이다. 즉, 자연율례에 따라 규칙적인 생활을 한다면 천지와 조화를 이루며 평안하고 건강하게 살 수 있을 것이다.

과학기술의 발달로 사람이 건강해진다고?

옛날 기록들을 보면, 인간의 수명이 아주 길었다는 것을 알 수 있다. 중국에서 가장 오래 산 사람은 팽조(彭祖)이다. 전설에 따르면 그는 800살까지 살았다고 한다(팽조가 130살까지 살았다고 하는 또 다른 설도 있다). 성경에 의하면 아담은 900살까지 살았고 아브라함의 부인 사라는 60살이 되어서도 젊음과 아름다운 미모를 유지해, 그 당시 이집트 여왕의 부러움을 샀다고 한다. 물론 이런 이야기들이 전설이기에 옛사람들의 실체를 정확히 알 수 없어 믿지 않을 수도 있다. 하지만 인간이 120살까지 살 수 있다는 것에 대해서 부인하는 사람은 없다고 생각한다. 또한 건강해짐으로써 더욱 젊어지고 활기가 넘친다는 사실을 전혀 의심치 않는다.

우리는 나날이 발전하는 현대문명이 인간의 생명과 건강을 지켜줄 것이라고 믿는다. 또한 늙지 않고 오래 살려면 끊임없이 새로운 과학기술을 연구하고 개발해야 한다고 믿는 사람도 많다. 하지만 근본적으로 가까운 것을 버리고 멀리 있는 것에서 해답을 찾을 필요는 없다고 생각한다. 하느님이 인간을 창조했을 때, 인간이 건강하고 행복하게 살 수 있도록 모든 것들을 충분히 마련해주셨기 때문이다. 사람의 몸은 마치 소우주와 같다. 몸 안에 있는 모든 신체기관들이 자연율례에 따라 일과 휴식의 조화를 이루면서 운행한다. 자연율례에 따라 살아간다면 복잡한 과학기술에 의존하지 않고 건강을 유지하고 장수할 수 있으며, 또한 평화롭고 행복하게 살 수 있을 것이다.

　우주의 해, 달 그리고 별들은 그들 나름대로 운행 법칙이 있고, 밤낮이 분명하며 절기의 순서가 있는 것처럼 모든 것들은 어떤 법칙에 의해서 운행된다. 산과 들의 풀과 나무, 새와 짐승, 곤충 그리고 물고기 등 세상의 모든 것 또한 그들 나름대로 자연율례를 따르며 자신들이 존재하는 목적에 따라 살아가고 있다.

자연율례를 따르면 병이 사라지고 젊어질 수 있다

　인간은 만물의 영장인 동시에 대자연의 일부이기 때문에, 당연히 대자연의 율례를 따라야 한다. 예를 들면 제땅, 제철의 음식을 먹어야 하며, 기후에 따라 적당한 지방을 섭취해야 한다. 또한 천지운행과 조화를 이루며 인체의 경락운행에 따라 생활해야 한다. 안타깝게도 현대인들은 무지하고 이기적일뿐만 아니라 탐욕스럽고 오만하기 때문에, 자연율례를 위반하고 삼라만상의 자연적 평형을 교란시키고 말았다. 결국 자연이 가지고 있는 상생적인 요소를 파괴한 것이다.

　또한 교만하고 반성할 줄 몰라 자연율례가 주는 많은 혜택을 받지 못할 뿐만 아니라 도리어 대자연의 응징을 초래했다. 작게는 만성질환, 각종 전염병 때문에 고통스럽고, 전 지구적으로는 오존층이 파괴되거나 엘니뇨 현상과 라니냐 현상, 산사태, 하천 범람 등과 같은 현상이 일어난다. 결국 인간은 지구의 멸망을 초래할 것이며, '천명을 거스르는 자는 반드시 망한다!'라는 옛사람들의 말처럼 인류는 비참한 최후를 맞지 않을까?

　소위 '사람은 땅을 본받고, 땅은 하늘을 본받고, 하늘은 도를 본받고,

도는 자연을 본받는다(人法地, 地法天, 天法道, 道法自然)'라는 말처럼 만약 자연율례를 따른다면, 인간은 천지율례의 보호와 도움을 받을 뿐 아니라 건강과 아름다움을 얻을 수 있을 것이다. 지금까지 있었던 병들도 저절로 치유될 것이며 얼굴에 있는 세월의 흔적도 사라질 것이다. 그럼으로써 인간의 본질인 '생·장·사(生·長·死)'로 회귀할 수 있다. 우리가 가지고 있는 모든 자원을 감사하는 마음으로 끌어안고 낭비하지 않으며, 서로 공유하고 겸손한 마음으로 사용한다면, 모든 사람이 풍요롭고 행복하게 살 수 있을 것이다. 자연율례에 따르면, 일체만물은 생성되고 소멸되기 마련이며, 올라가면 내려오기 마련이기에 이 세상의 어떤 것도 이 법칙을 벗어날 수 없다. 하지만 정확한 생활습관과 사고방식을 가지고 살아간다면 노화와 질병을 멀리할 수 있다.

120일 만에 효과를 볼 수 있다!

10년 전 홍콩에 살 때, 소방대원 한 명을 도와준 적이 있었다. 폐선암에 걸렸던 그는 의사의 실수로 인해 콩팥에 구멍까지 생겼다. 그가 처음 자연율례 강의를 들으러 왔을 때 걸을 기운조차 없어 다른 사람의 부축을 받아야 했다. 그런 그가 4개월 후에는 종양의 크기가 14cm에서 7cm로 줄었고 또 다시 4개월 후에는 3.5cm로 줄었다. 1년 후에는 종양의 크기가 다시 1.7cm로 줄었으며, 또 다시 1년 후에는 1cm 크기로 줄어 거의 눈에 보이지 않을 정도가 되었다.

이 남자의 이야기는 기적도 아니고 그렇다고 지어낸 이야기도 아니다. 단지 우리처럼 평범한 사람에게 실제로 일어났던 일이다. 그는 신진대사의 자체 치유능력에 의존하여 자신을 구한 것이다. 어떤 영험한 약을 먹은 것이 아니라 단지 철저하게 자연율례에 따라 생활하면서 음식을 조절했기 때문이다. 자연율례로 회귀하면 이처럼 모든 사람이 질병을 없애고 건강과 젊음을 되찾을 수 있다. 일반 세포의 평균 생명주기는 4개월이기 때문에, 자연율례를 실행한 후 4개월 후면 확실한 효과를 볼 수 있다.

약(藥)은 약(約)과 다르다

약(藥)과 약(約)은 어떻게 다른가? 많은 사람이 이 문제에 대해서 생각해보지 않았을 것이다. 하지만 이 두 가지 단어에서 옛사람들의 지혜를 알 수 있다. 약(藥) 자는 艸(풀 초)와 樂(즐거울 락)으로, 그리고 약(約) 자는 艸와 約(맺을 약)으로 구성되어 있다. 전자는 사람들을 즐겁게 하는 것이고 후자는 인간의 신체를 구속하는 것이다. 다시 말하면 약(藥)은 사람에게 도움이 되는 것이고, 약(約)은 많이 먹으면 먹을수록 인체에 해롭다는 것이다. 자연율례 중 모든 식물은 약(藥)이거나 혹은 약(約)일 수도 있다. 신체에 도움을 주고 부작용이 없는 것들은 약(藥)이고, 신체에 해가 되거나 부작용이 생기는 것들은 약(約)이다. 그렇다면 어떤 것이 약(藥)이고 어떤 것이 약(約)인가?

이것에 대한 대답은 자연율례의 음식 원칙에 있다. 제땅, 제철 그리고 개인의 체질에 맞는 음식은 약(藥)이고, 제땅 제철의 음식이 아니고 체질에 맞지 않는 것들은 모두 약(約)이다. 예를 들면, 대만에서 나는 것으로서 대만 사람들에게 맞는 쌀과 고구마가 상품약(上品藥)에 속한다. 빵이나 면 종류의 재료인 밀이나 귀리 같은 것은 대만에서 생산되지 않기 때문에 하품약(下品藥)에 속한다.

같은 음식이라 해도 계절과 장소에 따라 약(藥)이 될 수도 있고 약(藥)이 될 수도 있다. 예를 들어 대만에서 여름에 나는 수박 같은 과(瓜) 종류의 과일은 더운 기를 없애고 열기를 빠지게 하기 때문에 여름에는 상당히 좋은 상품약(上品藥)이지만, 겨울에는 하품약(下品藥)에 속한다. 겨울에 수박을 먹으면 몸을 차갑게 하기 때문에 쉽게 추위를 타거나 손발이 차가워지는 등 부작용이 일어나기 쉽다. 그래서 건강에 좋지 않을 뿐 아니라 오히려 해가 될 수도 있다.

자연율례를 믿고 열심히 따르면서 정확한 약(藥)을 먹고 몸에 해가 되는 약(藥)을 먹지 않는다면 '생·장·사(生·長·死)'가 단지 꿈이 아니며 이루지 못할 신기루는 더더욱 아님을 알 것이다. 단지 하늘과 땅 사이에 존재하는 자연의 법칙에 순응한다면, 인간은 본래 가지고 있던 잠재력을 최대한으로 발휘하면서 살아갈 수 있다.

돈 없이도 건강하게 사는 법

적은 돈으로 건강을 유지할 수 있다

'어떻게 하면 건강하게 살 수 있는가?'라고 많은 사람이 질문한다. 더 많은 사람이 '어떻게 하면 건강을 회복할 수 있는가?'라고 질문한다. 그럴 때마다 사람들에게 쉽고 저렴한 방법으로 건강을 유지할 수 있다고 말한다. 그러면 사람들은 믿지 못하겠다는 듯이 '정말입니까? 건강을 유지하기 위해서는 많은 돈이 들지 않나요?'라고 반문한다.

　사람들은 대부분 건강을 유지하기 어렵고 돈도 많이 든다고 생각한다. 비싼 보약이나 영양제를 사려면 많은 돈이 필요하고, 생기음식이나 유기농음식 또한 무척 비싸고, 수질이 좋은 물을 마시려 해도 꽤 많은 돈이 필요하다. 사우나나 운동을 하려고 해도 돈이 들고 아파서 병원에 가려 해도 돈이 든다. 현대인에게 돈이 없다는 것은 마치 통행증이 없는 것과 같다. 헬스클럽에 가입하고 싶어도 돈이 없기 때문에 멀리서 구경만 할 뿐이다. 건강을 유지하려면 정말로 그렇게 많은 돈이 들까? 물론 아니다! 자연율례에서 말하는 건강은 적은 돈으로 쉽게 실천할 수 있으니 염려하지 않아도 된다.

　자연율례 과정을 공부하는 사람들의 대부분은 건강이 좋지 않다. 암, 만성질환, 부인병, 정신질환, 스트레스로 인한 각종 질병과 신경성질환 등으로 고생하는 사람들이다. 오랜 병치레로 지친 사람들이나 부모의 건강이 좋지 않아 걱정하는 자식들, 혹은 배우자나 자식들의 건강이 좋지 않아 찾아온 사람들이 대부분이다. 흥미로운 점은 그들 모두가 건강해지기 위해 생기음식에 많은 돈을 투자했다는 것이다.

　그 중 한 사람은 오랫동안 생기음식이나 유기농음식이 아니면 절대로 입에 대지도 않았다고 한다. 지금까지 그녀는, "시장에서 파는 야채와 과일들은 농약이 많이 들어갔고, 농약 이외에도 무엇이 들어갔는지 몰라 불안해서 먹지 못했다"고 한다. 그래서 그녀는 가족이나 자식들의 건강을 위해 생기음식에 많은 돈을 투자했고 그만큼 값어치가 있다고 생각했단다. 오랫동안 많은 돈, 에너지 그리고 시간을 낭비하면서 '오늘은 무엇을 살까, 어떤 생기음식을 먹을까'로 고민했다. 그렇게 정성을 들였지만 아이들의 건강은 좋아지기는커녕 나중에는 불치병이라는 진단을 받았다.

그녀가 나를 찾아왔을 때는 거의 절망적이었다. 아이들 걱정으로 너무 울어 눈이 많이 부어 있었다. 나 또한 자식을 가진 엄마일 뿐 아니라 자식 3명이 중병에 걸려 죽을 뻔했기에 그녀의 애타는 마음을 충분히 이해할 수 있었다. "우선 고구마 식사부터 시작하세요. 자연율례에 따라 생활하고 음식을 드십시오. 앞으로 당분간 생기음식은 드시지 말아요"라고 말했다.

그녀는 우선 생기음식을 먹지 말아야 하고 온갖 두려움과 걱정을 마음에서 비워야 했다. 물론 생기음식은 몸에 좋지만 시장에서 싸게 살 수 있는 모든 야채와 과일도 사람의 건강에 충분한 효과가 있는데 왜 시장에서 싸게 사지 않는단 말인가?

우리는 대부분 부정확한 정보들로 인해 막연히 두려워하는 경향이 있다. 특별하게 재배된 야채나 과일이 아니면 농약이나 비료가 너무 많이 들어갔다고 생각한다. 사실 자연율례의 원칙을 이해하는 농부들은 자연율례, 즉 계절과 환경, 식물의 속성에 따라 야채와 과일을 재배한다면 많은 농약이나 비료를 쓰지 않아도 그것들이 무성하게 잘 자란다는 것을 알고 있다. 그래서 제땅, 제철의 과일이나 야채는 농약과 비료가 과다하게 들어가지 않아 가격이 저렴하며 건강에 좋다. 그러므로 그것들이 유기농음식이나 생기음식보다 나쁘다고 할 수 없는 것이다.

자연율례 강의를 들은 사람들은 더 이상 비싼 생기음식이나 유기농음식을 사지 않는다. 그들이 먹는 대부분의 음식은 시장이나 일반 가게에서 구입이 가능하다. 심지어 아이들이 피부병에 걸릴까봐 싼 옷이나 길거리에서 파는 옷을 살 엄두도 내지 못했던 한 참가자는 이제 길거리에서 옷 사는 것을 두려워하지 않는다. 어떻게 그렇게 변할 수 있을까? 자연율례에 따라 생활하고, 계절에 맞는 음식을 선택한다면 저절로 건강해진다는 것을 그녀는 몸소 경험했기 때문이다. 건강하다면 비싼 사치품을 입든 싸구려를 입든 무슨 상관이겠는가?

건강의 근본 요소를 파악하라

현대사회는 소비를 조장한다. 매년 많은 사람이 건강을 유지하고 회복하기 위해서 엄청난 돈을 쓴다. 생기음식을 먹고, 헬스클럽에 가고, 비싼 영양제를 복용하고, 많은 돈을 들여 마사지를 받으면서 정작 건강의 근본 요소인 자연율례를 소홀히 한다면, 그것은 기초 공사가 되어 있지 않은 땅에 고층 건물을 세우는 것과 마찬가지가 아닌가? 그런데 어떻게 건강할 수 있단 말인가? 많은 돈을 들여 벽돌을 쌓아본들 무슨 소용이 있겠는가?

생기음식, 운동, 영양제와 같은 것들은 여러 가지 면에서 건강에 도움을 주지만, 이처럼 많은 돈과 시간을 들이지 않고 계절에 순응하면서 자연율례를 따른다면 건강과 젊음을 유지할 수 있다. 또한 최소한의 돈으로 충분히 건강하게 살아갈 수 있다. 그렇다면 당신은 비싼 것과 싼 것, 그리고 많은 시간을 요하는 것과 간편한 것 중 어떤 것을 선택할 것인가?

먹고 마시고 싸고
방출하는 것부터 배워야 한다

살아가면서 소홀히 하기 쉬운 것들

"지금까지 살아오면서 우리들은 수많은 것들을 배웠지만 정작 먹고 마시고 싸고 방출하는 것에 대해서는 제대로 배우지 않았습니다"라고 어느 수강생이 말했다. 맞는 말이다. 어릴 적에 우리들은 국어, 영어, 수학과 같은 것을 배웠고, 어떻게 하면 100점을 받을 수 있을까에 대해서만 배웠다. 또한 발레, 서예, 피아노를 배우면서 어떻게 하면 다방면에서 잘 할 수 있을지 배웠다. 어른이 되어서는 어떻게 하면 상사의 마음에 들까, 사업에 성공할까, 혹은 30살 이전에 1억을 벌 수 있을까를 고민하지만 사람이 살아가면서 가장 중요한 요소인 먹고 마시고 싸고 방출하며 어떻게 살아야 하는가에 대해서는 정작 소홀히 생각한다.

사람들은 잘못된 사고방식과 열악한 환경 속에서 살면서, 먹고 마시고 싸고 방출하고 그리고 잠자는 것을 사소하고 하찮은 일로 간주해버린다. 그러다가 행여 몸에 이상이라도 생기면 그때서야 바쁘게 가던 걸음을 멈추고 자신의 몸을 챙기려 한다. 생명의 본질로 돌아가면 먹고 마시고 싸고 방출하고 잠자는 것은 육체와 정신에 아주 많은 영향을 끼칠 뿐 아니라 하루도 거를 수 없는 가장 중요한 일들이다. 당연히 이것들을 우선적으로 배워야 하지 않을까? 정확한 지식을 알고 적절하게 먹고 마시고 싸고 방출하고 그리고 잠을 잔다면 모든 질병을 없애고 건강하게 살 수 있다.

자연율례 과정을 들은 한 수강생은 지난 몇 년 동안 밤낮이 완전히 뒤바뀐 생활을 했다. 밤에 일을 해야 하는 직장인데다가 밤의 고요함을 좋아하는 그녀는 매일 아침 햇살과 이슬을 보지 못한 채 퇴근하고 커튼을 친 채 하루 종일 잠자는 생활을 반복했다. 잠에서 깨어나 출근하는 시간은 대개 해가 진 뒤거나 별이 뜬 후였다. 이런 식으로 낮과 밤이 뒤바뀐 생활을 몇 년 동안 하다 보니 아침이나 점심식사를 해본 적이 거의 없었다.

이런 야행성 생활이 건강에 좋지 않을 것이라는 생각은 했지만 그저 잠시 스쳐 지나가는 생각일 뿐이었다. 자신의 생활습관을 바꾸고 싶은 마음도 있었지만 오랫동안 살아온 습관을 하루아침에 바꾸기란 무척 힘들었다. 그런 식으로 그녀는 자연율례를 포기하고 어두운 삶을 살았던 것이다.

처음 강의를 들으러 왔을 때 그녀의 눈은 마치 판다 곰과 같았다. 선천적으로 그렇게 태어난 것처럼 보였다. 그리고 얼굴에 생기라곤 전혀 없었다. 강의를 들은 지 일주일 후에 그녀의 모습에서 그녀가 자연율례를 실행하고 있음을 알 수 있었다. 처음 그녀를 봤을 때와는 다르게 눈이 더 이상 판다 곰처럼 보이지 않았고, 기운도 있어 보였고 그렇게 까맣던 얼굴도 훨씬 나아 보였다. 아직까지 얼굴에 핏기가 없기는 했지만 그렇다고 처음 봤을 때처럼 어두운 얼굴은 아니었다.

"고구마 식사를 하세요?"라고 물으니 고개를 끄덕였다. "자연율례에 따라 잠을 잡니까?"라고 물으니 자신 있게 대답은 하지 않았지만 긍정적이었다. 자연율례를 따른다는 것은 잠 자야 할 시간에 자고, 먹을 시간에 정확하게 아침식사를 하는 것이다. 그리고 아침식사를 할 때 고구마를 먹는 것이다(감자가 많이 나오는 지방은 감자를 먹어야 한다). 천지운행에 순응하고 경락순환과 신체의 오장육부의 활동운행에 따르는 것이다. 사실 건강한 생활방식과 식생활습관을 지킨다는 것은 그렇게 어려운 일이 아니다.

- 오후 9시부터 11시까지는 삼초경(三焦經)(삼초란 한방의학에서 말하는 오장육부(伍臟六腑) 중 육부의 하나. 상·중·하 세 부분으로 되어 있으며, 상초는 명치 윗부분, 하초는 배꼽 아랫부분, 중초는 상초와 하초의 중간을 말한다)이 활동하는 시간이다. 생식계통과 내분비계통 그리고 신경계통이 휴식을 취해야 하기 때문에, 운동이나 신경을 쓰는 일들을 삼가야 한다. 즉, 이때 모든 것을 중단하고 수면해야 한다.

- 밤 11시부터 1시까지는 담경(膽經), 즉 쓸개가 운행하는 시간이므로 이때 신체는 활동을 멈추어 완전한 휴식 상태에 있어야 한다.

- 오전 1시부터 3시까지는 간경(肝經)이 운행하는 시간으로 이미 깊은 수면 상태로 들어가 간장이 충분한 휴식을 취하도록 해야 한다. 이 시간에 만약 자지 않고 일을 하거나 계속 술을 마시면, 몸에 어떤 피해를 주는지 그 다음날 알 수 있다. 특히 간기능이 좋지 않은 사람은 더욱 더 주의해야 한다.

- 오전 3시부터 5시까지는 폐경(肺經)이 운행하는 시간이다. 평소에 폐가 좋지 않은 사람은 이 시간에 기침을 많이 한다. 그런 사람은 기후변화에 주의하고 되도록이면 몸을 따듯하게 해야 한다.

- 오전 5시부터 7시까지는 대장경(大腸經)이 운행하는 시간이므로, 이때 아침식사와 배변을 끝내야 한다. 만약 이때까지 잠을 자면 큰창자가 배변 작용을 할 수 없기 때문에, 몸에 독소가 누적되어 병을 얻게 된다. 자연율례에 따르면, 아침식사는 6시 30분 전에 끝내야 하며,

7시 전에 배변을 끝내야 한다.

- 오전 7시부터 9시까지는 소장경(小腸經)이 운행하는 시간이다. 하루에 필요한 모든 양분이 이때 흡수되기 때문에 반드시 이 시간 전에 아침식사를 끝내야 하는 것은 물론이고 배변도 이 시간 전에 끝내야 한다. 그렇지 않으면, 원래 배출해야 할 대변을 창자가 양분으로 취한다. 즉 밖으로 배출되어야 할 독소를 흡수하기 때문에 나쁜 결과를 초래한다. 아침식사와 배변을 제때에 하지 않으면, 몸 안에 있는 '대변'이 아침식사가 되고 만다.

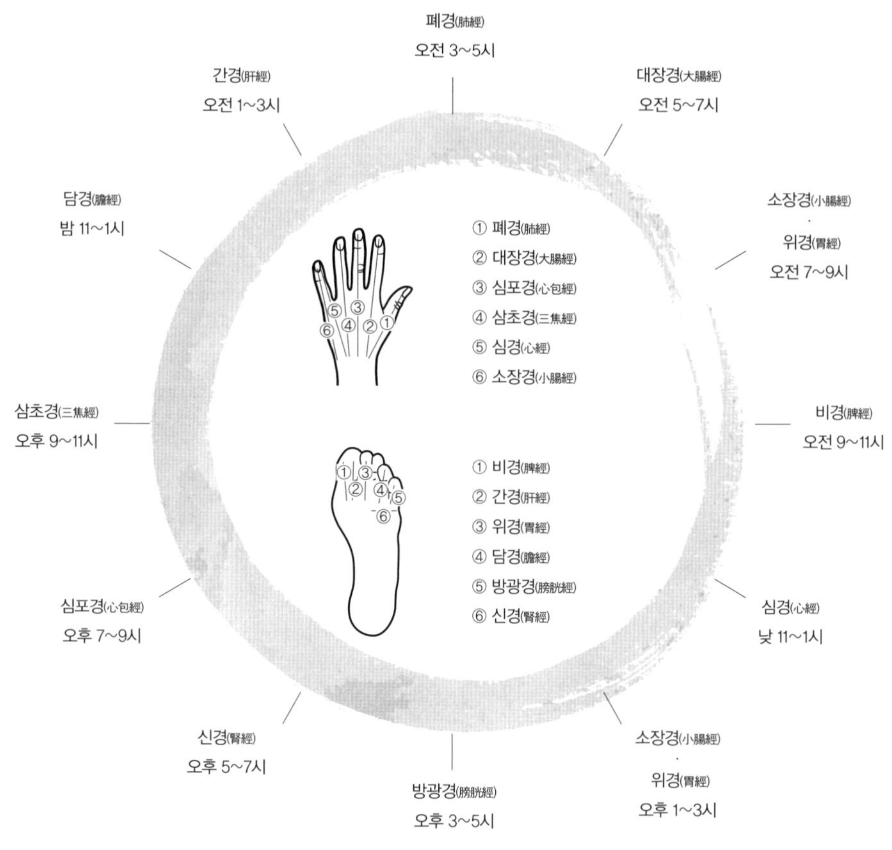

경락순환도(經絡循環圖) : 손과 발의 12경락으로 내장의 이상 여부 판단과 양생법

이상은 사람이 하룻동안 취해야 할 휴식의 중요한 시간표이다. 안타까운 점은 이렇게 간단해 보이는 휴식도 현대인들이 지키기에는 무척 힘들다는 것이다. "매일 저녁 9시에 자고 아침 6시 30분에 식사를 마치고 7시 이전에 배변을 하라!"고 사람들에게 말하면, 그들은 어이없는 표정으로

나를 바라본다. "선생님, 9시에 잠을 자라고요? 어떻게요? 아직 회사에서 일할 시간인데요!"라고 말하는 사람도 있다.

"6시 30분? 어머나 세상에! 방금 잠들었는데, 어떻게 그렇게 일찍 아침식사를 합니까?"라고 사람들이 말하면 나는 노력하라고 한다. 매일 새벽이 되어서야 잠드는 야행성 인간들에게 밤 9시에 잠잔다는 것은 당연히 힘든 일이다. 처음에는 12시 전에 잠자리에 드는 것만으로도 많이 좋아졌다고 할 수 있다. 매일 그렇게 조금씩 노력한다면 갈수록 건강하고 행복해질 것이다.

건강은 자신의 책임이다

친구가 오랫동안 불면증으로 고생한 사람을 데리고 나를 찾아왔다. 오랫동안 불면증으로 시달렸던 그녀는 아프지 않은 곳이 없고 심지어는 심한 조울증으로 정상적인 생활이 불가능한 처지였다. 그런 그녀 때문에 온 가족이 힘들어 했고 결국에는 그녀 남편까지도 우울증에 걸렸다. 그녀를 보자마자 그녀가 갑상선기능항진증에 걸렸다는 것을 알 수 있었다. 그녀에게 자연율례를 따르라고 했더니 자신에겐 아무런 문제도 없을 뿐만 아니라 이미 여러 병원에서 진찰을 받았지만 이상이 없다고 했다.

그 후 그녀는 계속해서 불면증에 시달렸고 매일 아침 일어나는 것이 그녀에게는 커다란 고역이었다. "일찍 자고 일찍 일어나는 것이 건강에 좋다는 것을 알고, 자연율례에서 말하는 고구마 식사를 해야 한다는 것도 알지만 실천하기가 너무 힘듭니다. 매일 저녁 제 때 회사에 보고서를 올려야 하고 다음 날 회의 자료를 준비해야 하는데, 직장에 다니는 사람이 어디 그렇게 마음대로 할 수 있나요?" 그 후 어느 날 그녀는 원하던 대답을 얻은 것처럼 흥분한 채 나를 찾아왔다. "병원에서 정말 갑상선에 이상이 있다고 하네요"라고 말했다. 기쁜 마음으로 병원에서 치료를 받았지만 그녀의 방에 크고 작은 약봉지들이 많아진 것 외에는 달라진 것이 없었다.

"그렇게 약에 매달려서 살아야 합니까?"라고 물으니 "그럼 어떻게 해요? 의사의 진찰도 받아보고 병원에 입원도 해봤는 걸요. 약도 시간에 맞추어 꼬박꼬박 먹었고요"라고 말하는 그녀를 보면서 참으로 안타까웠다. 정말 아무런 방법이 없단 말인가? 이것 또한 자신의 선택이 아닐까? 아니면 단순한 핑계인가? 자신의 건강에 대해서 책임을 지고 싶지 않을까? 의사가 괜찮다고 하면 정말 괜찮은가? 혹은 의사가 고칠 수 없다면 정말 고칠 수 없는 것일까?

모든 사람은 스스로 인생의 주인공이 되어야 하며 자신의 의지에 따라 자연율례 생활방식을 선택해야 한다. 자연율례로 회귀하여 많은 효과를 본 어떤 사람이, "병을 치료한다는 것은 끊임없이 자신의 행동을 반성하고 다른 사람을 너그럽게 용서하는 과정이다!"라고 말했다. 또한 과거의 무질서한 생활을 청산하고 경건한 마음으로 자연율례에 따른 규칙적인 생활을 해야 한다고 덧붙였다.

왕에게는 왕의 역할, 신하에게는 신하의 역할, 아버지에게는 아버지의 역할, 엄마에게는 엄마의 역할이 있다. 마찬가지로 아들, 딸, 선생, 학생, 남편, 부인에게는 각자에 맞는 역할이 있다. 이처럼 삼라만상의 모든 것들이 제자리로 돌아가 조화를 이룰 때, 모든 사람은 행복하고 평안한 삶을 누릴 수 있다. 그리고 무엇보다도 본인 스스로가 건강의 중요성을 깨닫고 열심히 실천할 수 있는 끈기가 있어야 한다.

부부관계에 가장 좋은 시간

자연율례에 따르면, 부부관계 또한 천지운행과 경락순환의 조화가 이루어져야 한다. 부부관계에 좋은 시간은 하루에 두 번 있는데, 첫 번째는 밤 9시에서 11시 사이다. 이때 관계를 갖는다면 물고기가 물을 만난 듯 아주 좋을 것이며, 또한 두 배의 기쁨을 얻을 것이다. 그뿐 아니라 하루의 긴장을 푸는 데 많은 도움이 되고 수면의 질을 증진시켜 건강해진다.

부부관계에 좋은 또 다른 시간은 밤 9시부터 새벽 5시까지 잠을 자고 난 이후이다. 이미 하룻밤의 휴식을 취했기 때문에 신체적으로 가장 좋은 상태이다. 임신하기 위해서든 혹은 사랑을 나누고 싶든 이때가 부부관계에 가장 좋은 시간이다. 또한 이때 부부가 섹스를 하면 두 사람에게 가장 좋은 운동이 되며, 서로의 에너지를 탈진시키지 않기 때문에 노화현상이 일어나지 않는다. 당연히 남자들은 항상 정력이 왕성할 것이다.

대자연의 에너지는 끊임없이 흐른다

걱정은 주위사람들을 불안하게 한다

"무엇을 걱정합니까?"라고 물으면 10명 중 8명은 자신도 모르게 찡그린 얼굴을 하면서 대답한다. 돈 때문에! 몸이 아파서! 일이 잘 안 풀려서! 부부 사이가 좋지 않아서! 아이들이 속을 썩여서…. 사람들의 대답은 각양각색이다. "내일 해가 뜨지 않을까봐 걱정하지는 않나요?"라는 내 말에 대부분 사람들은 웃음으로 대답하면서도, "저런 엉뚱한 질문을 할까?"라는 표정이다.

그렇다! 사람들은 내일 해가 뜨지 않을까봐 걱정하지 않는다. 하지만 매일 매일 살아가면서 일어나는 사소한 일 때문에 걱정하고 힘들어한다. 어릴 적부터 나는 죽을까봐 두려웠다. 나이가 들어서는 가난을 두려워했고, 결혼한 후에는 부부사이가 나빠질까봐 불안했고, 나이가 들수록 인간으로서 존엄을 잃어버릴까봐 걱정했다. 자연율례를 깨닫기 전에는 매일 가슴에 커다란 돌이 얹혀 있는 기분이었다. 그런 나를 보고 사람들은 걱정할 것이 하나도 없다고 부러워했지만 내 자신이 행복한 사람이 아니었기 때문에 항상 불안했던 것이다.

나는 지금까지 수천 명 이상이나 되는 수강생들을 만났다. 그들 나름대로 모두 문제들이 있었다. 중국에서 대만으로 갓 시집온 조용하고 얌전한 여자가 있었다. 그녀의 얼굴에는 항상 수심이 가득했다. 처음으로 해보는 타향살이로 인해 항상 외로웠고 중국과는 다른 대만 생활에 적응하기 힘들어했다. 처음 대만에 왔을 때만 해도 생활하기가 그럭저럭 괜찮았는데 갈수록 남편 사업이 잘되지 않자 미래를 걱정하기 시작했고 결혼 전에 다니던 직장의 자유로웠던 시절을 그리워했다. 이런 모든 것들이 그녀를 힘들게 했다.

또 다른 수강생은 두 번째 아이를 낳은 후 다니던 직장을 그만두었다. 하지만 남편의 월급만으로는 생활하기 벅차 아이들을 키우면서 시간이 날 때마다 부업으로 원고를 썼다. 매일 아침부터 아이들을 돌보고 아이들이 잠이 들면 그때부터 밤새도록 일을 했다. 그렇게 바쁘고 고된 생활이 그녀의 젊음을 앗아갔다. 예쁘던 얼굴이 나이 들고 지쳐 보였다. 그들의 걱정과 고민은 많은 사람에게 익숙한 것들이다. 많은 사람이 그들처럼 고민하면서 살아간다. 정말 이렇게 걱정을 하면서 힘들게 살아야 하는 것일까?

대지는 이미 모든 것을 풍성하게 가지고 있다

자연율례로 돌아가면 모든 사람이 풍요로워질 수 있다. 우리가 이 세상에 태어났을 때, 대지는 이미 인간에게 필요한 모든 것들을 갖추었다. 산천수목, 새, 짐승, 물고기, 화초, 꽃, 공기, 식물, 광물질과 같이 형상이 있는 것과 사계절, 기온, 밤낮, 음양오행과 같이 형상이 없는 것 또한 갖추어져 있다. 물리변화, 화학변화, 신진대사, 생물계, 창조, 분해, 진화, 성장 등과 같이 과학적인 조건과 감정, 사상, 감각, 신앙, 지식과 같이 정신적인 조건까지, 이 모든 것들은 대지가 가지고 있는 에너지이며 또한 대지가 인류를 위해 준비한 것들이다.

사람들은 생태계가 인간에 의해 많이 파괴되어 인간의 생활환경이 심각히 위협받고 있다는 것을 알고 있다. 하지만 사람들은 자연을 파괴하는 것을 직·간접적으로 목격하면서도 대지의 에너지가 하루아침에 사라질지 모른다는 걱정을 전혀 하지 않는다. 흥미로운 것은 사람들이 내일 태양이 뜨지 않을까 혹은 지구의 자전이나 공전이 멈추지 않을까라는 걱정은 하지 않는다는 점이다. 대신 돈이 없을까봐, 풍요로운 생활을 누리지 못할까봐, 남편이 집에 늦게 돌아올까봐, 시험을 못 볼까봐 걱정한다.

쉽고 빠르게 이루려 하면 많은 것을 잃게 된다

'빨리빨리 문화'와 지나친 경쟁심과 뒤처지지 않아야 한다는 불안심리 때문에 현대인들은 노예처럼 일한다. 옆집에 누가 사는지 모르는 것은 당연하고 한 지붕 밑에서 사는 가족 간에도 거의 얼굴을 보지 못하고 산다. "정말입니다. 밤 12시 이후에 퇴근하여 집에 도착하면 아내와 자식들은 이미 자고 있고, 아이들이 아침에 학교에 가는 시간에는 제가 자고 있어요"라고 자연율례 강의를 듣는 한 수강생은 하소연한다. 현대인들은 성공을 위해서라면 보상 받을 수 있다는 확신이 없음에도 자신의 모든 것을 상사에게, 고객에게, 직장동료에게 투자하면서 뒤돌아보지 않고 열심히 앞을 향해서 나아간다. 정작 소중한 가족에게는 자신의 지친 모습만 보여주면서 말이다.

그렇게 정신없이 살아가다가 잠시 짬이 나 숨을 돌리는 순간, 자식들은 이미 성장하여 분가했거나, 아내 얼굴에 잔주름이 가득 찬 것을 새삼 느끼거나, 혹은 언제 저 사람이 저렇게 늙었나 싶을 만큼 남편의 흰머리를 발견하거나, 뼈만 앙상하게 남은 고향의 부모님을 보고는 깜짝 놀란다. 이럴 때 사람들은 지금까지 살아오면서 가장 소중한 가족들에게 무심했다는 것을 뼈저리게 느끼고 후회한다.

정신없이 가던 길을 잠시 멈추고 인생을 즐기면서 살아갈 수는 없을까? 사람들이 서로 사랑하지 않기 때문에, 혹은 서로 사랑할 줄 모르기 때문에 그러한가? 아니다. 다만 사람들이 두려워하기 때문이다. 사람들은 대자연의 풍요한 에너지를 이해하지 못한다. 그렇기 때문에 대자연의 에너지를 제대로 사용하지 못하고, 대자연의 율례에 따라 살아가는 것을 두려워한다. 그리고 사람들이 무언가를 두려워할 때 다른 사람들에 대한 믿음이나 희망 그리고 사랑을 잃어버린다.

매사를 천천히 여유 있는 마음으로 하라

자연율례를 가르칠 때, 우리들은 일하기 위해서 사는 것이 아니라 살기 위해서 일하는 것이니 천천히 여유 있는 마음으로 살라고 말한다. 가족들과 혹은 친구들과 고향이나 시골에 내려가 산과 들, 새, 동물, 곤충 그리고 물고기, 오곡 작물, 과일과 야채 등을 알고 친해지라고 말한다. 그러면서 자신이 자연의 일부분이라는 것을 느끼라고 한다. 쓸데없는 욕심을 비우고 평안한 마음으로 살아간다면 들에 피어 있는 꽃들이나 하늘을 나는 새들처럼 평화롭고 자유롭게 살아갈 수 있을 것이다. 그렇게 살아갈 때 어느 날 문득, "인생이라는 것은 원래 이렇게 간단한 것을 내 스스로 삶을 복잡하게 만들었구나! 그래서 내 자신뿐만 아니라 주위사람들까지 힘들게 했구나. 왜 진작 이것을 깨닫지 못했을까?"라고 느낄 것이다.

자연율례를 실천하면 많은 변화가 일어나는데, 대개는 물리적인 변화이다. 모든 것이 반대로, 즉 원점으로 돌아가는 것이다. 아무리 복잡하고 많은 변화가 일어날지라도 충분한 시간과 공간이 있다면 모든 것들이 원점으로 돌아가 거듭날 수가 있다.

자연율례를 따르면 어떤 두려움도 손해도 없다

자연율례를 실행하는 사람들은 시간의 부족함을 전혀 느끼지 못한다. 그들은 '인간의 삶은 생로병사가 아니라 생·장·사(生·長·死)이기에 120살까지 살 수 있다'는 것을 알기 때문이다. 물론 120살까지 또렷한 정신을 유지하며 어떤 걱정이나 두려움 없이 편안하게 살 수 있을 것이다.

자신이 가진 것이 없어 가난하다고 생각하는 사람들은 지금부터 자연율례를 시작하라. 그리고 대자연이 가지고 있는 모든 재산을 하나하나 세어보도록 하라. 자연율례 강의 도중 나는 사람들과 함께 대자연의 에너지를 세어본다. 그러면 우리들이 아주 부자라는 사실을 알게 된다. 그럴 때 지금까지 가지고 있던 모든 걱정들이나 두려움이 아주 하찮아 보인다.

세상에는 모든 것들이 넘쳐흐를 정도로 풍부하다는 것, 그리고 자연에는 어떤 걱정이나 두려움이 존재하지 않고 단지 사랑, 믿음 그리고 희망만이 있다는 것을 알게 될 것이다. 그럴 때 작은 풀, 작은 이슬 하나라도 함부로 대하지 못할 것이며 들에 피어 있는 작은 꽃 하나라도 함부로 꺾지 못할 것이다. 자연과 가까이 지내면서 대자연의 에너지가 인간에게 주는 모든 축복을 이해하면서 자연율례에 따라 생활하라. 그러면 우리들은 '무유공포, 원리전도몽상, 구경열반(無有恐怖, 遠離顚倒夢想, 究竟涅槃 : 반야심경에 나오는 구절로서 '두려움이 없어, 잘못된 망상을 떠나 마침내 열반에 이르니라'라는 뜻)'을 이루면서 건강하고 풍요로운 삶을 살 것이다.

2장

음식을 탓하시오!

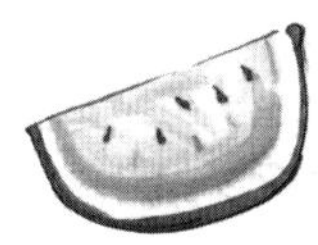

제땅, 제철, 적절한 시기, 적당한 장소

잘돼도 음식 때문이고, 못돼도 음식 때문이다

허기지면 먹는 것이 동물의 본능이지만 인간처럼 닥치는 대로 먹는 동물은 거의 없다. 하늘을 날아다니는 것, 땅에서 기는 것, 나무에서 자라는 것, 물에서 사는 것 등 인간이 먹지 못하는 것은 없다. 독이든 약이든 우선 먹고 보자는 식이다. '먹는 것이 남는 것이다'라는 말이 있는데 정말 그럴까? 모든 것이 부족했던 옛날에는 이 말이 통했는지는 몰라도 모든 것이 풍족한 시대에 살고 있는 우리들은 기회만 있으면 먹고 마시는 것에 익숙해져버렸다. 이런 식생활 습관이 현대인의 보이지 않는 암살자가 된 것이다. 먹고 마시는 데 많은 돈을 소비하지만 얻는 것보다 잃는 것이 훨씬 많아 결국에는 건강을 해치게 된다.

'잘돼도 음식 때문이요, 못돼도 음식 때문이다!'라는 말을 사람들에게 자주 한다. 음식을 올바르게 먹으면 온갖 질병을 피할 수 있지만, 음식을 잘못 먹으면 많은 질병을 초래할 수 있기 때문이다. 그렇기 때문에 신중하게 음식을 선택해야 한다.

음식을 올바르게 먹으려면 우선 식물의 속성을 알아 그것에 맞게 식사를 해야 한다. 그렇다면 식물의 속성이란 무엇일까? 생소한 말 같지만 가장 중요한 원리는 '제땅, 제철, 적절한 시기, 적당한 장소'이다. 되도록 제땅, 제철에 나는 풍성한 야채와 과일을 먹도록 하라. 그러면 농약 걱정을 하지 않아도 된다. 또한 자연율례를 따르기 때문에 적절한 시기, 적당한 장소의 자연 에너지를 받아들일 수 있다. 그럼으로써 신체에 필요한 양분을 공급하고 불필요한 독소를 몸에서 배출한다.

열대지방에서 자라는 동식물은 한대지방에서 자라는 동식물과는 전혀 다르다. 특정 지방에서 자라는 동식물들은 제철에 그 지방에 사는 사람들에게 필요하고 적합한 영양분과 속성을 가지고 있다. 예를 들어 열대지방에 사는 사람이 한대지방의 음식물을 섭취한다면 그것은 스스로 자연율례를 위배하는 것이다. 오랫동안 이런 식생활을 유지한다면 병에 걸리는 것은 당연하지 않은가?

제땅, 제철의 음식이 가장 좋은 음식이다

예를 들면 한국의 여름은 아주 무덥기 때문에, 대자연은 신비하게도 수박이나 참외 같은 과(瓜) 종류의 과일들이 나도록 안배했다. 한국의 여름철 시장에서 가장 많이 볼 수 있는 과일과 야채는 수박, 참외, 호박, 오이 그리고 열무 등이다. 이런 것들은 첫째, 더운 여름에 더위를 식히는

데 효과가 있다. 그리고 둘째, 몸의 열을 내리는 데 도움을 준다. 겨울이 되면 날씨가 춥기 때문에 시장에 널려 있는 과일과 야채는 몸을 보양해 주는 것들, 즉 배추, 시금치, 당근, 감, 귤 같은 것들로 바뀐다.

나는 오랫동안 대만 사람들에게 밀가루 음식이나 보리, 귀리 같은 잡곡 대신 쌀밥을 먹으라고 강조했다. 각종 곡류보다 쌀이 대만 기후에 더 알맞아 대만 사람에게 적합하기 때문이다. 하지만 북경이나 티베트 사람들에게 적합한 것은 쌀이 아니라 그 지방에서 풍성하게 나는 밀과 같은 곡물이다. 소위 '산을 낀 곳에서는 산을 이용해서 먹고 살고, 강을 낀 곳에서는 강을 이용해서 먹고 산다'라는 말은 바로 제땅, 제 곳의 음식을 먹는다는 간단한 원리를 의미한다.

많은 사람이 인삼을 좋아한다. 인삼은 몸에 좋지만 인삼의 주산지가 한국의 높고 차가운 곳이기 때문에, 습기가 많은 열대지방인 대만과는 맞지 않는다. 한국인들에게 인삼이 적합한 이유는 한국의 겨울이 매우 춥기 때문이다. 인삼은 몸의 한기를 없애고 기를 보양하지만, 보편적으로 습기가 많고 더운 지방인 대만에서 인삼을 복용하면 몸을 건조하게 하거나 과도한 보양으로 인하여 부작용이 일어난다. 그래서 대만 사람들에게 인삼은 적합하지 않다.

대자연은 어느 특정한 민족을 특별히 편애하지 않고 모두에게 공평하다. 한국인에게는 인삼을 주었지만 대만이나 다른 지방 사람들에게는 그들의 몸을 보양할 수 있는 다른 식물을 주었다. 예를 들어 주부들이 시금치를 다듬고 나서 무심코 버리는 뿌리는 영양에서나 효능에 있어 인삼과 비교해도 전혀 손색이 없다. 몸의 원기를 보호하는 것이 인삼의 주요 효능이지만 시금치 뿌리 또한 풍부한 철분을 함유하고 있어 인삼과 마찬가지로 원기를 돕는 효능을 가지고 있다.

이처럼 적절한 시기, 적당한 장소에서 나는 것들을 통해서 자연율례의 오묘한 섭리를 발견할 수 있다. 대자연의 눈에는 귀하고 천한 것이 없는데, 단지 인간들이 포장을 하고 가격을 정할 뿐이다.

제땅, 제철의 야채와 과일에는 농약이 적게 들어간다

"대만에서 1년 내내 수많은 과일과 야채가 나는데 어떻게 제철에 나는 야채와 과일을 알 수 있습니까?"라고 많은 사람이 질문한다. 사실 그렇다. 아열대지방인 대만에는 사시사철 각종 식물들이 자란다. 그뿐 아니라 농업기술의 발전으로 인하여 각종 야채와 과일들을 사시사철 살 수 있다. 하지만 사시사철 살 수 있다고 해서 많이 생산된다는 의미는 아니다. 시장의 수요를 충족시키기 위해 많은 야채와 과일이 특별한 기술로 사시사철 생산되는 것이다. 제철에 나지 않는 야채와 과일을 인공적으로 생산하려면 많은 농약과 비료를 사용할 수밖에 없다. 그렇기 때문에 사람이 먹기에는 적합하지 않다. 예를 들어 여름에 씨를 뿌려 겨울에 재배하는 양배추는 자연의 순리를 따른 것이므로 당연히 겨울에 먹어도 된다. 하지만 제철이 아닌 시기에 양배추를 재배하려면 많은 농약과 비료를 뿌려야 한다. 즉, 제철에 나지 않는 양배추는 모양은 보기 좋으나 사람이 먹기에는 부적당하다.

경험에 의하면, 제땅 제철에 나는 야채와 과일을 가격으로 쉽게 구별할 수 있다. 일반적으로 제철에 풍성하게 나는 야채와 과일은 가격이 아주 저렴한 반면 제철에 나지 않는 것은 대체로 비싸다. 되도록 가격이 싼 야채와 과일을 사도록 하라. 그러면 거의 문제가 없을 것이다. 연무(蓮霧: 대만에서 나오는 파란색과 빨강색의 과일로 물이 많고 아주 달다)가 많이 나는 시기는 늦은 봄이므로 농약을 치지 않은 제철의 연무를 먹고 싶으면 늦은 봄에 사면 된다.

- 겨울

  12월 - 샐러리, 배추, 시금치, 양송이, 당근 / 감, 유자, 모과, 호두

  1월 - 우엉, 아욱, 당근 / 감귤

  2월 - 고비, 우엉, 소루쟁이, 샐러리, 당근, 달래, 김 / 귤

- 봄

  3월 - 냉이, 달래, 물쑥, 오이, 죽순, 취나물, 쪽파, 상추, 아욱, 양송이,
    돌나물, 씀바귀, 각종 봄나물

  4월 - 달래, 당근, 더덕, 두릅, 양파, 오이, 완두, 죽순, 취나물, 쪽파,
    미나리, 배추, 양배추, 삽주, 상추, 샐러리, 시금치, 쑥갓, 쑥, 아
    욱, 양송이, 호박, 겨자, 산나물, 느타리, 양송이 / 산딸기, 딸기

  5월 - 근대, 당근, 더덕, 양파, 오이, 완두, 우엉, 다시마, 피망, 호박,
    애호박, 배추, 양배추, 상추, 샐러리, 시금치, 쑥갓, 아스파라가
    스, 아욱, 토마토 / 딸기, 살구, 매실, 앵두

- 여름

  6월 - 고추, 풋고추, 근대, 도라지, 마늘, 무, 연근, 오이, 완두, 우엉,
    참외, 토마토, 피망, 호박, 애호박, 양배추, 부추, 아스파라거스,
    아욱 / 매실, 산수유, 딸기

  7월 - 가지, 감자, 고추, 풋고추, 노각, 무, 열무, 월파, 토마토, 피망,

호박, 배추, 양배추, 부추, 생강, 오이, 아스파라거스, 느타리 /
복숭아, 자두, 수박, 참외

8월 - 가지, 감자, 고구마, 고추, 풋고추, 노각, 당근, 무, 월파, 토란,
피망, 호박, 배추, 양배추, 부추, 오이, 샐러리, 생강, 토마토 /
수박, 참외

- 가을

9월 - 가지, 고구마, 고추, 붉은고추, 느타리버섯, 당근, 양파, 마늘,
오이, 토란, 둥근파, 풋콩, 피망, 배추, 샐러리, 옥수수, 생강, 솎
음배추, 송이버섯, 싸리버섯, 아주까리 / 참외, 감, 대추, 포도,
호두, 땅콩, 잣

10월 - 고구마, 고추, 붉은고추, 당근, 무, 양파, 오이, 토란, 양파, 배
추, 양배추, 호배추, 샐러리, 송이버섯, 시금치, 싸리버섯, 우
엉, 더덕, 토마토 / 사과, 배, 호두, 땅콩, 잣

11월 - 무, 김장파, 배추, 양배추, 샐러리, 시금치, 양송이, 토마토 / 배

* 콩나물, 파세리 등 새싹순은 연중 나옴

출처 : 푸른나라건강실천회 등

야채와 과일은 항암효과가 있다

제철, 제 곳의 야채와 과일은 암을 방지한다

"선생님, 야채와 과일을 매일 먹으면 병을 피할 수 있다고 하지 않았어요? 그런데 왜 아직도 자주 병에 걸리나요?" "선생님, 야채와 과일이 항암효과가 있다고 하는데, 왜 제가 암에 걸렸나요?" 강의를 듣는 사람들이 자주 하는 질문이다. 그럴 때마다 "야채와 과일을 올바르게 먹습니까? 먹을 수 있는 야채와 과일이 무엇이며 먹지 말아야 하는 것이 무엇인지 아나요?"라고 반문하면 사람들은 어이없다는 표정으로 나를 쳐다보면서 "먹지 말아야 하는 야채와 과일도 있습니까?"라고 말한다.

야채와 과일이 사람에게 좋다는 것은 의심할 여지가 없지만 앞에서 언급한 것처럼 자연율례에 입각한, '제땅, 제철, 적절한 시기와 적당한 장소'에서 재배되는 야채와 과일을 개인의 체질에 맞게 섭취해야 한다. 하지만 야채와 과일을 먹고 하느님께 기도했으니 안전할 것이라는 생각만으로 암을 예방하고 건강을 유지할 수는 없다. 예를 들어 한국의 여름은 대체적으로 아주 무덥기 때문에 산성체질인 사람들이 병에 걸리기 쉽다. 그래서 산성체질인 사람들은 중성이나 알칼리성 음식을 섭취함으로써 체질이 중성이나 알칼리성이 되도록 해야 한다. 반면 겨울이 되면 날씨가 춥기 때문에 산성식물을 섭취함으로써 몸의 한기를 줄일 수 있다.

그렇다면 야채, 과일, 생선 그리고 고기를 어떻게 산성과 알칼리성으로 구별할 수 있는가? 생야채는 일반적으로 알칼리성이지만 익히면 대개 산성으로 변한다. 과일의 껍질은 대개 알칼리성이고, 닭고기, 소고기, 돼지고기, 오리고기, 생선들 모두는 산성에 속한다. 이제 왜 내가 사람들에게 과일은 깨끗이 씻어 껍질까지 먹고 야채 또한 깨끗이 씻어 생으로 먹으라고 하는지 이유를 알 것이다. 많은 사람이 어떤 방식이든 자연율 례에 순응하여 정확하게 먹는 방법을 알아 건강한 체질을 유지했으면 하는 마음이다.

체질에 따라 다른 야채와 과일을 먹어야 한다

사람들의 체질은 개인마다 각각 다르다. 몸이 차가운 사람이 있는가 하면 몸에 열이 많은 사람도 있다. 자주 설사하고 손발이 찬 사람들은 대개 몸이 차가운 사람이다. 변비가 잦고 입과 혀가 깔깔하고 입이 자주 트고 여드름이 많이 나거나 코피가 자주 나는 사람들은 몸에 열이 많은 사람이다. 이렇기 때문에 사람에 따라 야채와 과일을 다르게 선택해야 한다. 몸이 찬 사람들은 되도록 제땅, 제철에 나는 식물의 뿌리, 줄기, 과 종류(오이, 참외, 수박, 호박 등), 과일 그리고 꽃 종류의 야채 순으로 먹고, 시금치와 같은 잎사귀 야채들은 되도록 삼가야 한다. 열이 많은 체질인 사람들은 수박 같은 과 종류를 많이 먹고, 열을 내리게 하고 몸을 차갑게 하는 시금치와 같은 잎사귀 야채들을 자주 먹도록 한다. 쉽게 긴장하거나 실망하는 사람들 혹은 정신적으로 문제가 있는 사람들은 파, 생강, 마늘 그리고 고추와 같이 자극성 있는 음식을 되도록 적게 먹어야 한다.

암환자나 중병으로 고생하는 사람들은 야채나 과일을 좀 더 신중하게 선택해야 한다. 가지, 죽순, 호박 등과 같은 야채와 망고, 용안, 라이치, 두리안(태국이나 필리핀 등과 같은 열대지방에서 나는 과일) 그리고 바나나 등과 같은 과일을 삼가야 한다. 이러한 야채와 과일은 영양분이 높기 때문에 몸에서 소화된 후 다른 식물과 합쳐졌을 때 예기치 않게 생화학 반응을 일으킨다. 그래서 암이나 만성질환이 있는 환자에게 전혀 도움이 되지 못하고 해가 된다. 되도록 이런 음식들을 삼가라. 만약 종양을 가진 환자가 차가운 체질에 속한다면 음지에서 자라는 버섯이나 콩나물 같은 차가운 성질의 야채는 적합하지 않다.

간염으로 고생하던 신주 시의 한 엔지니어는 간에 좋다는 것을 구하기 위해 사방으로 찾아다녔다. 그러다 버섯이 간에 좋다는 이야기를 들은 후 대량으로 구입하여 먹었다고 한다. 비싼 돈을 들여 많은 버섯을 먹었지만 아무런 차도도 없었다. 그를 처음 만났을 때 버섯을 당장 먹지 말라고 했다. "버섯은 사람에게 좋지만 모든 사람에게 좋은 것은 아닙니다." 그의 체질에 따라 먹어야 할 것과 먹지 말아야 할 것을 설명한 다음 자연율례에 따른 규칙적인 생활을 하라고 했다. 모든 질병을 이길 수 있는 방법은 체질에 맞게 음식을 먹고 자연율례에 따른 생활을 하는 것이다. 자연율례를 실행한 지 얼마 되지 않아 그의 간 기능이 점점 좋아졌다. 물론 간염을 완전히 고칠 수는 없었지만 적어도 제어할 수 있게 되었다.

하느님은 만물을 창조하셨다. 좋은 것도 없고 나쁜 것도 없다. 어떤 식물이 다른 식물보다 더 좋다고 혹은 나쁘다고 단정 지을 수 없다. 가장 중요한 것은 때와 장소 그리고 사람의 체질에 따라 음식을 조절해야 한다는 점이다. 야채와 과일을 선택할 때도 마찬가지이다. 자신에게 맞는 것을 선택하고, 올바르게 먹어야 한다. 자신에게 맞는 음식을 먹으면 그것은 보약이 되지만 자신에게 맞지 않는 음식을 먹으면서 어떻게 병을 이기겠는가?

야채와 과일, 먹어야 할 것과 먹지 말아야 할 것

1. 과일 껍질은 알칼리성이기 때문에 몸의 산성과 알칼리성 수치를 조절해준다. 과일은 껍질째 먹도록 한다. 특히 산성체질은 더욱 과일껍질을 먹어야 한다.

2. 야채는 익히지 말고 생으로 먹도록 한다. 생야채는 알칼리성이지만 그것을 익히게 되면 야채 안에 있던 알칼리성이 중성이나 약한 산성으로 변한다. 그러므로 몸에 열이 많은 사람은 익힌 야채보다 생야채가 더 적합하다.

3. 잎이 많은 야채들은 대부분 차갑기 때문에 몸이 차가운 체질인 사람들은 피해야 한다. 이들은 되도록 뿌리, 줄기, 과 종류, 과일 그리고 꽃 등을 주로 먹도록 한다. 특히 자연율례를 처음 시작할 때는 몸이 차가운 사람은 장과 위에 부담이 되니 생야채를 너무 많이 먹지 않도록 한다.

4. 몸에 열이 많은 사람은 참외, 수박, 호박 그리고 오이와 같은 과 종류의 야채와 과일을 먹도록 한다. 특히 여름에 이런 종류의 과일과 야채는 몸의 열을 내리고 더위를 가시게 한다.

5. 중병환자의 금기사항 : 암환자나 중병환자가 야채를 선택할 때, 가지, 죽순, 호박, 토란 등과 같은 야채와 망고, 용안, 라이치, 두리안 그리고 바나나와 같은 과일을 삼가라. 기혈이 막힌 종양환자에게는 버섯종류, 콩나물, 그리고 숙주나물과 같이 빛을 받지 않고 음지에서 자란 야채들은 적합하지 않다.

6. 정서적으로 불안정한 사람은 파, 생강, 마늘 그리고 고추와 같은 자극성 있는 음식은 피하라.

7. 완전히 발육되지 않은 것들은 먹지 말라! '완전히 발육되지 않은 배추의 독성은 코브라의 독보다 더 무섭다'라는 대만 속담이 있다. 완전히 발육되지 않은 파파야, 푸성귀, 채소 묘종, 치어 그리고 중국인들이 좋아하는 새끼 돼지 같은 것들은 자연율례에 위반되는 것이기 때문에 되도록 먹지 않도록 한다.

해산물을 섭취하는 방법

자연율례에 따른 식생활을 이야기하면, 많은 사람이 '1년 내내 채식을 해야 하는가?'라는 의문을 갖는다. 사실 하느님은 인간을 잡식동물로 특이하게 만드셨다. 그래서 자연율례에 따른 식생활로 귀의하려면 당연히 잡식을 해야 한다. 1년 내내 채식을 해야 하는 것이 아니고 혹은 1년 내내 육식을 해야 하는 것도 아니다. 즉, 잡식을 해야 한다. 다만 문제는 '육류를 어떻게 먹고 언제 먹어야 하는가?'이다.

기후에 따라 먹어야 하는 육류도 다르다

자연율례에 따르면, 동물의 생장에 적합한 기후와 환경은 각각 다르다. 모든 육류의 속성과 지방 성분 또한 다르다. 그렇기 때문에 사람은 '기후에 맞는 고기'를 먹음으로써 필요한 지방을 섭취할 수 있다. 일반적으로 기온이 25℃ 이하면 돼지고기를 먹어야 하고, 20℃ 이하면 소고기를, 그리고 15℃ 이하면 양고기를 먹어야 한다.

"하지만 이런 고기들은 대만에서 1년 내내 볼 수 있는 것들이 아닙니까? 정육점이 쉬는 날만 빼고는, 특히 돼지고기는 언제든지 살 수 있는 것들이 아닙니까? 아무리 날씨가 더워도 돼지들은 계속 번식하지 않나요?"라고 많은 사람이 질문한다. 맞는 말이다. 그러나 성장촉진제를 사용해 동물들의 성장을 촉진하고 새로운 질병을 예방하기 위해 각종 항생제나 듣도 보도 못한 이상한 약들을 돼지에게 투약한다는 놀라운 소식들을 자주 듣곤 한다. 인위적으로 동물들의 성장을 촉진하고 자연율례에 위배되는 방식으로 번식을 조작할 수 있다. 하지만 자신의 건강을 위해 어떤 것을 선택해야 하는가는 굳이 여기서 언급하지 않아도 독자들이 더 잘 알 것이라고 생각한다.

소를 예로 들어보자. 소의 생장분포지역은 대개 위도가 높고 비교적 건조한 한대지방이다. 즉 한대지방이 소가 자라기에 적합한 기후와 환경인 것이다. 그렇기 때문에 추운 지방에 사는 사람들은 소고기를 먹음으로써 그들에게 필요한 양분을 섭취하여 추위를 이겨낼 수 있다. 물론 대만에서도 소가 자라지만 한대지방에서 많이 나는 일반 소가 아니라 물소이다. 사람들이 보편적으로 먹는 소는 대개 비와 습기를 싫어한다. 그러므로 대만에서 일반 소를 키우기가 힘들고 잘 자라지 않기 때문에 대만 사람들이 먹기에는 당연히 부적합하다. 또한 양이 서식하는 장소는 위도가 더 높고 기후가 추운 곳이기에, 무더운 지방에서 사는 대만 사람들에게는 더더욱 적합하지 않다.

그렇다고 대만 사람들이 전혀 고기를 먹지 말아야 한다는 말은 아니다. 기온이 25℃ 이하로 내려가면 돼지고기를 먹을 수 있고, 20℃ 이하로 내려가면 소고기를 먹을 수 있다. 그리고 15℃ 이하로 내려가 날씨가 추워지면 양고기를 먹을 수 있다.

한 끼에 여러 가지 육류와 해산물을 먹지 마라

주의해야 할 사항은 고기와 해산물을 동시에 먹지 않는 것이다. 한 끼에 한 종류의 육류만 먹는 것이 가장 바람직하고, 한꺼번에 여러 가지 종류의 육류를 먹지 않도록 한다. 만약 돼지고기를 먹으면 소고기 국을 먹지 말아야 하며, 갈비를 먹은 후 탕수육을 먹지 말아야 한다. 동물들의 속성뿐만 아니라 해산물의 속성도 각각 다르기 때문에 그들이 가지고 있는 장단점 또한 다르다.

그래서 여러 종류의 고기를 한꺼번에 소화하면 몸 안에서 위험한 생화변화(生化變化 : 생성하고 변화하는 일)가 일어나기 쉽다. 사람의 몸은 대상작용(代償作用 : 생체기관의 일부가 장애를 받거나 없어졌을 때, 나머지 부분이 커져서 부족을 보충하거나 다른 기관이 그 기능을 대신하는 일)이 강해 일시에 여러 가지 다른 지령과 동작을 할 수 있지만, 속성과 섬유질이 다른 종류의 육류를 한꺼번에 소화하면 위장에 많은 부담을 준다. 이렇게 혼합된 육류는 위에 머무르는 시간이 길기 때문에 소화되기 전에 이미 부패가 시작되어 독소를 방출한다. 이는 결국 위를 상하게 하여 각종 질병과 노화현상의 원인이 된다.

물론 자연율례를 열심히 실천하고 기후에 맞는 육류를 먹는 것이 가장 이상적이지만 각종 모임이 많은 현대인들에게는 이것을 철저하게 지키기는 어렵다. "친구와 만나 식당에서 식사를 하는데 고기가 들어가지 않은 음식이 거의 없어요. 기온이 25℃가 넘었지만 고기를 먹지 않을 수가 없어요"라고 한 수강생이 말했다. 일정한 돈을 내고 무제한으로 먹을 수 있는 뷔페식당에서 이런 문제에 종종 부딪힌다. 양고기, 소고기, 탕수육, 단 음식, 각종 음료, 과일 그리고 디저트 등 온갖 종류의 음식들이 눈앞에 있어 그것들을 바라보기만 해도 군침이 나는데 어떻게 자신의 식욕을 제어할 수 있단 말인가?

맞는 말이다. 거의 모든 사람들이 먹는 것에 대한 욕심이 있다. 맛있는 고기가 눈앞에 있는데 그것을 먹지 말라는 것은 너무 비인간적이다. 그래서 수강생들에게, "많이 먹고 많이 마시고 싶으세요? 가능합니다. 하지만 반드시 오후 12시에서 6시 사이에 먹도록 하세요"라고 말한다. 많은 사람이 아주 거창한 저녁을 먹거나 심지어는 밤늦게까지 많은 술과 음식을 먹는다. 솔직히 이것은 자신의 건강을 철저하게 우롱하는 행위이다.

할 수 없이 많이 먹어야 하는 상황이라면 육류 섭취시의 금기사항을 지키도록 하라. 예를 들어 두 종류 이상의 고기를 동시에 먹어야 한다면, 되도록이면 같은 종류의 발굽을 가진 동물들의 고기나 속성이 같은 것을 먹도록 한다. 예를 들어 닭고기와 오리고기는 발굽이 서로 다르기 때문에 같이 먹지 않도록 한다. 해산물을 먹을 때도 되도록이면 속성이 같은 종류를 먹도록 한다.

껍질이 단단한 조개 종류를 먹는다면 그 다음에도 단단한 껍질 종류인 대합조개나, 가막조개를 먹는 것이 좋다. 만약 비교적 껍질이 연한 새우 종류를 먹었으면, 그 다음에도 게와 같이 비교적 껍질이 연한 해산물을 먹는 것이 좋다. 성질이 비슷한 것들을 먹음으로써 신체에 끼치는 나쁜 영향을 줄일 수 있다.

해산물과 고기를 먹을 때 조심해야 할 것

1. 한 끼에 한 종류 : 한 끼마다 한 종류의 해산물이나 고기를 먹는다.
2. 많이 먹고 많이 마시고 싶을 때 : 오후 12시~6시가 가장 적절하다. 단, 한 끼에 한 종류의 고기를 먹도록 한다.
3. 혼식할 때의 금기사항 : 되도록이면 여러 가지 육류를 먹는 것을 피하라. 할 수 없이 혼식해야 할 경우에는 음식물의 속성에 주의하라. 즉, 같은 발굽의 동물들을 택하는 것을 원칙으로 하라. 해산물도 동질성을 선택하여 먹어야 한다.
4. 육류를 먹는 시기 : 기온이 25℃ 이하면 돼지고기를, 20℃ 이하면 소고기, 10℃ 이하면 양고기를 먹을 수 있다.

고구마의 신비한 힘

항암효과가 탁월한 고구마

10여 년 전, 사람들에게 고구마를 껍질째 먹으라고 말하기 시작했을 때 내 말을 따르는 사람도 있었고 따르지 않는 사람도 많았다. 그 후 많은 사람이 고구마를 껍질째 먹어본 후, 고구마의 효력을 알게 되었다. 그러면서 고구마를 통해 몸에 있는 독을 배출하는 방법의 식사(이하 고구마식사)를 하는 사람이 갈수록 많아졌다. 예상과 달리 많은 사람이 고구마의 효력을 인정하고 먹는 것을 보니 매우 기쁘다.

현재 50~60대의 사람들에게는 고구마는 애증의 대상이다. 모든 것이 부족하고 먹을 것이 없어 굶어야 했던 그 시절에 말린 고구마로 허기를 채운 기억 때문이다. 고구마는 그때의 힘들었던 세월을 생각나게 한다.

모든 것이 풍요로운 지금은 먹고 싶은 것을 마음대로 먹을 수 있지만 가끔가다 힘들었던 시절에 먹던 고구마 밥이나 죽을 그리워하기도 한다.

고구마에 관심을 갖기 시작하면서 고구마에 대한 사람들의 이런 마음을 알게 되었다. 가난했던 시절에 '하찮은 고구마가 쌀 대신에 대만 사람들을 어떻게 먹여 살렸을까' 하는 호기심이 생겼다. 싸고 재배하기 쉬운 고구마는 춥고 배고프던 시절에 많은 사람을 먹여 살렸지만 여전히 무시당한다. '고구마는 사람을 구했지만 사람은 고구마의 고마움을 알지 못한다'라는 말이 있듯이 우리는 고구마에 대한 고마움을 모른다.

내 자신의 경험과 각종 연구자료를 통해서 고구마가 가지고 있는 신비함을 점점 깨달았다. 고구마는 대자연이 인간에게 준 위대한 선물이다. 고구마는 전분을 포함한 모든 양분을 함유할 뿐만 아니라 동시에 배변과 대사 그리고 미세혈관에 있는 모든 노폐물을 청소하는 데 도움이 되는 섬유질이 풍부하게 들어 있다. 또한 칼슘의 손실을 방지하고 근육을 단단하게 하며 내장이 내려가는 것을 방지하고 호르몬을 전환시키는 효능을 가지고 있다. 물론 고구마가 항암효과에 탁월하다는 것은 이미 과학적으로 증명되었다.

고구마는 껍질째 먹어야 한다!

고구마를 껍질째 먹으라고 하면 많은 사람이 "고구마를 껍질째 먹어요? 껍질을 먹을 수 있어요?"라고 믿지 못하겠다는 듯 되묻는다. 고구마 껍질이 알칼리성이기 때문에 사람의 체질을 알칼리성이나 중성 혹은 약산성으로 조절하는 데 많은 도움을 주고 병을 예방한다고 말해야 비로소 사람들은 일단 껍질째 먹어 보겠다고 한다. 재미있는 것은 처음에 놀랐던 사람들이 일주일 후에 다시 만나면 다시는 그와 같은 질문을 하지 않는다. 왜냐하면 이미 그들은 고구마를 껍질째 먹어야 한다는 사실과 함께 고구마 껍질을 벗기고 먹는 것은 단지 습관에 불과하다는 것을 알았기 때문이다. 일단 고구마를 껍질째 먹기 시작하면 금방 익숙해질 것이고 껍질째 먹는 것도 또 다른 묘한 맛이 있다는 것을 알게 된다.

이제는 많은 사람이 고구마의 중요성을 알고 고구마를 껍질째 먹어야 한다는 것도 안다. 하지만 안타깝게도 대부분 사람들이 고구마가 몸에 좋다는 것을 알면서도 고구마를 언제 어떻게 먹어야 하는지 제대로 알지 못한다. 그렇기 때문에 고구마의 효능을 제대로 보지 못할 뿐만 아니라 오히려 먹지 않는 것보다 몸에 해를 주는 경우가 많다.

12시 이후에는 고구마를 먹지 말아야 한다

일반적으로 고구마를 먹을 때도 자연율례의 생활방식을 따라야 한다. 오전 6시 30분 전에 고구마 식사를 끝내고 7시 전에 배변을 봐야 작은창자가 고구마의 효능을 90% 흡수할 수 있다. 특히 암환자나 중환자들이 고구마 식사를 통하여 병을 고치길 원한다면, 반드시 6시 30분 전에 고구마 식사를 끝내고 7시 전에 배변을 끝내야 한다. 보통 사람이 만약 6시 30분 전에 식사를 할 수 없다면 정오(12시) 전까지는 고구마를 먹어야 한다. 왜냐하면 12시가 지나면 신체의 신진대사 기능이 떨어지기 때문에 고구마에 있는 당이 쉽게 누적된다. 그런 이유로 12시 이후에는 고구마를 먹지 말아야 한다. 특히 당뇨병이나 류머티즘이 있는 사람은 더더욱

12시 이후에는 고구마를 먹지 말아야 하며 또한 매일 100g 이상의 고구마를 먹지 않도록 해야 한다. 그리고 식사 후 한 시간 이내에 잠을 자지 않도록 주의한다.

고구마를 익히는 방법 또한 자연율례에 부합해야 한다. 여름에는 날씨가 무덥기 때문에 고구마는 쪄서 먹도록 하며, 겨울에는 날씨가 춥기 때문에 쪄먹는 것 이외에 각자 입맛에 맞게 구어 먹어도 괜찮다. 그러나 고구마를 밥과 같이 찌지 않도록 한다. 고구마를 밥과 같이 찔 때 고구마에 있는 당분이 따뜻한 밥으로 침투하여 밥의 부패를 촉진시키기 때문이다.

독을 배출하는 효과가 있는 고구마 아침식사

1. 고구마와 밥의 비율은 2 : 1이어야 한다. 대략 고구마 두 조각이면 밥 한 숟가락의 비율이다(건강한 사람은 고구마와 밥의 비율을 1 : 1로 하고, 아픈 사람이나 중환자는 2 : 1로 한다).
※ 고구마는 체질에 상관없이 모두 먹을 수 있다. 간혹 체질에 따라 붉은 반점이 생기는 경우도 있는데, 이는 배독작용이 일어난 결과이므로 염려하지 않아도 된다.
2. 야채 2개와 과일 1개를 준비한다. 체질이 차가운 사람은 생야채를 주메뉴로 먹지 말고 뿌리, 줄기, 꽃, 열매의 순으로 먹는다. 몸이 비교적 찬 사람은 잎사귀 야채를 먹지 않아도 된다. 만약 야채 2개, 과일 1개를 준비할 수 없다면, 야채 하나와 과일 하나로 대치할 수 있다. 단 과일 2개와 야채 하나를 먹는 것은 금한다.
3. 중환자는 반드시 6시 30분 전에 아침식사를 끝내고 7시 전에는 배변을 끝내야 한다.
4. 만약 밥을 먹기 싫어한다면, 쌀 제품으로 대신할 수 있다. 예를 들어 쌀로 만들어진 쌀국수, 떡국도 괜찮다. 하지만 죽은 먹지 않도록 한다. 죽은 쉽게 삼킬 수 있기 때문에 음식물을 씹는 동작을 줄이고 결국 침의 분비를 감소시켜 노화를 촉진시킨다.

3장

내 몸이 원하는 영양소 섭취법

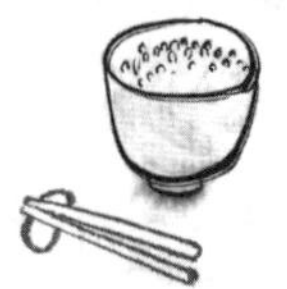

세포 피라미드를 보호하라

위대한 업적은 작은 일들이 쌓여 이루어지듯이 인간의 몸도 마찬가지이다. 수많은 나사못처럼 건강한 세포들이 모여 건강을 유지하고 활력을 얻을 수 있는 것이다.

사람들은 세포의 상태를 제어할 수 없다고 생각하여 몸이 아프거나 병에 걸리거나 만성질환 혹은 암 같은 중병에 걸리면 운명으로 받아들이고 어떤 선택의 여지가 없다고 체념한다. 그리고 건강에 적신호가 오면 약이나 수술로 병을 고쳐야 한다는 것이 사람들의 일반적인 생각이다.

사실 자연율례의 생활방식으로 회귀하면, 우리 몸의 세포를 좀 더 이해할 수 있을 뿐만 아니라 세포와 대화할 수도 있다. 또한 우리가 섭취하는 영양분이 신체 세포 피라미드를 강하게 한다는 것을 알게 된다. 그럼으로써 인간이 세포의 상태를 제어할 수 있을 뿐만 아니라 선천적으로 약골로 태어났다 하더라도 세포를 재활성화시켜 다시 건강해질 수 있음을 알게 될 것이다.

세포 피라미드의 구성

세포 피라미드 구조에서 꼭 알아야 할 것은 층층마다 각각 다른 성분으로 이루어졌다는 점이다. 이런 성분들은 세포를 보호하는 양분이다. 우선 피라미드의 가장 밑에 있는 성분이 탄수화물이다. 탄수화물은 정신을 집중하고 마음을 안정시키는 데 효능이 있고 노화방지의 역할도 하기 때문에 한방에서는 탄수화물을 기를 보충해주는 양생의 보배라고 한다. 피라미드의 두 번째 층은 신체의 모든 노폐물을 대사하고 종양을 제거하며, 어혈(瘀血 : 몸에 피가 제대로 돌지 못하고 한 곳에 맺혀 있는 증세)을 풀어주는 역할을 하는 섬유질이다. 세 번째 층은 파괴된 세포를 복원하고 세포들의 흐름을 도와주는 역할을 하는 단백질이다. 네 번째 층은 종양을 제거하는 비타민을 말하고, 다섯 번째 층은 세포에게 영양을 공급하는 무기질이며 여섯 번째 층은 몸의 신진대사를 도와주는 물이다. 그리고 일곱 번째 층은 지방을 말하며, 여덟 번째 층, 즉 제일 꼭대기는 신체의 건강뿐만 아니라 성격에 영향을 주는 기(氣)를 말한다.

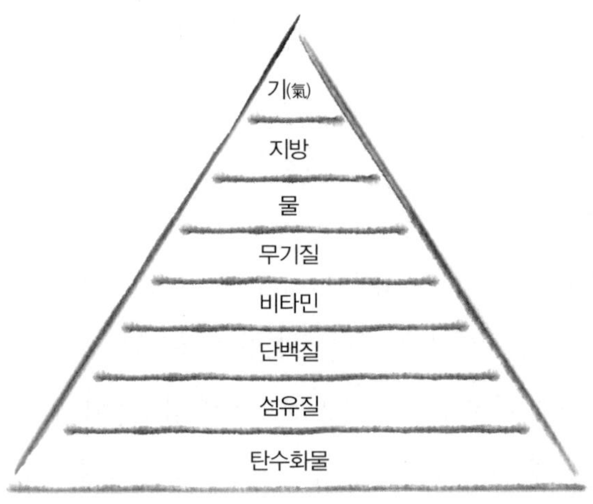

필요로 하는 영양분의 많고 적음과 섭취하는 순서

피라미드의 기초가 단단하고 튼튼해야만 그 위에 계속 안전하게 다른 것들을 쌓을 수가 있다. 그래서 피라미드를 보면 어느 정도의 영양분이 필요하고 어떤 순서로 섭취해야 하는지 자세히 알 수 있다. 피라미드의 순서를 밑에서부터 보면 탄수화물, 섬유질, 단백질, 비타민, 무기질, 물, 지방 그리고 기(氣)이다.

어떤 영양소가 얼마나 필요하고 어떤 순서로 섭취해야 하는지 강조한다고 해서 7가지 중 어느 하나라도 소홀히 하라는 의미는 아니다. 피라미드에 있는 영양소 중에서 어느 것도 빠져서는 안 되지만 중요성의 순서가 뒤바뀌지 말아야 한다는 것을 강조하기 위함이다. 많은 사람이 건강을 위해 열심히 운동하거나 기를 보충하려고 하지만 정작 신체에 필요한 영양분 섭취는 소홀히 한다. 충분한 영양분을 섭취한 후에 신체에 필요한 기를 채워야지 운동만으로 얻으려고 한다면 그것은 밑 빠진 독에 물 붓는 격이다. 또한 세포 피라미드의 구조가 흔들려 결국 나쁜 결과를 초래할 것이다.

암 세포를 사랑한 여인

자연율례 강의를 듣는 사람 중에는 세포와 교감하는 사람이 많다. 성공한 여성 사업가인 한 수강생은 자연율례로 회귀하기 전에는 사업 때문에 정신없이 바쁜 생활을 했다. 과다한 업무로 인한 스트레스로 퇴근하면 허기가 져 매일 냉장고를 뒤져 정신없이 폭음과 폭식을 했다고 한다. 게다가 체중을 줄이기 위해 한동안 유행하던 '황제 다이어트'를 시작해 하루 세끼를 찻잎으로 찐 달걀만을 먹었다(대만이나 홍콩 사람들이 좋아하는 음식으로 삶은 달걀을 찻잎으로 싼 것인데, 칼로리가 적다고 하여 여성들이 좋아한다). 4개월 동안 이렇게 하루에 찐 달걀 6개만을 먹었더니 드디어 몸에서 거부반응이 나타나기 시작했다. 내분비조절이 안 돼 갑자기 체중이 10kg이나 불었으며 대량으로 하혈을 했다. 병원에 입원해 정밀검사를 받았더니 원래부터 있었던 종양이 3g에서 8g으로 커졌다는 것이다. 그녀는 무섭고 화가 나고 막막했다. 자신이 죽을지도 모른다는 생각에 자신이 죽으면 남겨질 3명의 어린 자식들이 걱정되었다. 모든 것이 암담하고 두려웠다.

이때부터 그녀는 자연율례를 배우기 시작했다. 자연율례를 신뢰했을 뿐만 아니라 철저하게 자연율례로 회귀했다. 매일 해가 뜨는 동시에 일어나고 달이 뜰 때 잠에 드는 생활을 했다. 지금까지의 생활습관을 완전히 버리고 매일 기쁜 마음으로 자연율례의 고구마 식사와 운동을 했다. 또한 세포 피라미드 원리에 따라 균형적으로 영양소를 섭취함으로써 아프고 지친 몸을 고치려 노력했다. 40일이 지난 후 그녀는 다시 건강해지고 기운이 나는 것을 느꼈다. 더욱 신기한 것은 종양이 그녀의 명령대로 8g에서 3g으로 준 것이다!

아직까지 종양이 그녀의 몸 안에 있지만 지금은 전혀 걱정하지 않는다. 자연에 순응하여 살아야 한다는 것을 알고 세포 피라미드에 따라 세포를 관리할 수 있음을 알기 때문이다. "인간은 자신의 세포와 연애할 수 있습니다. 종양처럼 사람들이 싫어하는 세포일수록 더욱 더 많은 대화가 필요합니다. 대화를 할 때 암 세포들은 주인의 말을 잘 듣고 인간에게 전혀 위협을 주지 않으며 신체의 일부가 될 것입니다"라고 그녀는 만나는 사람들에게 말하곤 한다.

탄수화물이 정말로 다이어트에 최대의 적인가?

"탄수화물이 세포 피라미드의 기본이라고요? 이거 뭐가 잘못 된 것 아닙니까? 탄수화물은 다이어트를 하는 데 최대의 적입니다." 지난 몇 년간 탄수화물은 아름다움을 추구하는 사람들의 적이 되었다. 신문이나 잡지를 보면, 거의 매일 탄수화물이 다이어트에 가장 나쁘다는 기사가 나온다. "탄수화물이요? 탄수화물을 먹으면 살이 찌니 되도록 먹지 말아야 합니다." "그래서 밥이나 빵 혹은 국수 종류 등 모든 탄수화물은 전혀 먹지 않습니다." 심지어 "탄수화물은 살을 찌우므로 먹지 말고 고기를 드세요. 그래야 날씬해질 수 있습니다"라는 내용을 신문이나 잡지에서 읽을 수 있다.

밥을 먹고 20년간 고생하던 변비가 낫다

그렇다면 정말로 탄수화물이 전혀 사람에게 도움이 되지 않을까? 정말 아무런 쓸모가 없는가? 물론 아니다. 탄수화물은 세포 피라미드의 기본이 되는 아주 중요한 역할을 담당하고 있다. 탄수화물은 뇌, 신경계통 내지 적혈구에 꼭 필요한 영양소이다. 중의(中醫)에 따르면, 탄수화물은 기를 보양하고, 정신을 안정시키며, 노화방지 그리고 산화를 막는 중요한 기능을 한다고 한다. 몸에 탄수화물이 부족하면 세포 피라미드의 기초가 약한 것과 같다. 그래서 질병에 걸리기 쉽고 환경의 영향을 많이 받아 몸이 쉽게 허약해진다.

홍콩에서 강의를 할 때 한 여성 사업가가 고민스러운 표정으로, "지난 20년 동안 변비로 많이 고생했습니다. 어떻게 하면 변비를 고칠 수 있을까요?"라고 물었다. "밥은 충분히 먹나요? 매일 탄수화물을 얼마나 섭취합니까?"라고 내가 되묻자 그녀는 이렇게 대답했다. "전혀 밥을 먹지 않아요. 밥을 먹으면 살찌잖아요! 그리고 의사 선생님이 나는 밥에 알레르기가 있다고 했어요. 지난 20년간 밥과 같은 탄수화물을 전혀 입에 대지 않았어요."

나는 눈을 동그랗게 뜨고 말하는 그녀에게 웃으면서 당분간 나를 믿어보라고 했다. 우선 밥을 먹으면 살찐다는 걱정과 밥에 대한 알레르기가 있다는 생각을 잠시 잊으라고 했다. 내 말을 믿고 그녀는 밥을 먹기 시작했다. 밥을 먹기 시작한 후 1개월 만에 지난 20년 동안 고생하던 변비가 나았다고 기뻐했다. 더욱 그녀를 기쁘게 하는 것은 열심히 밥을 먹어도 살찌지 않는다는 것이었다. 심지어 숙변이 나와 똥배가 없어져 더욱 더 날씬해졌다.

밥보가 다른 사람들보다 병에 걸릴 확률이 낮다

대만에 사는 한 인테리어 디자이너는 키가 크고 세련된 미인이다. 그녀는 평소 외모에 많은 신경을 쓰기 때문에 아름다운 몸매를 유지하기 위해 탄수화물은 전혀 입에 대지 않았다. 자연율례와 세포 피라미드 원칙을 따르면 건강을 유지할 수 있으며 밥을 많이 먹어야 한다는 말을 듣고 그녀는 억지로 밥을 먹기 시작했다. 한 동안 밥을 먹었더니 예상치도 않게 그녀의 몸매가 예전보다 더 날씬해졌으며 심했던 탈모현상이 없어지고 혈색도 훨씬 좋아졌다. 친구들은 살찔까봐 무서워 밥을 먹지 못하지만 그녀는 자신을 밥보라고 하면서 한 공기 이상의 밥을 먹었다. 그런데도 살찔까봐 무서워 밥을 먹지 못하는 친구들보다 훨씬 더 날씬하고 건강해 보이는 이유는 무엇일까?

오랫동안 탄수화물을 섭취하지 않으면 쉽게 피로해지고 성격도 급해진다. 더욱 중요한 것은 몸에 당분이 부족하면 근육에 있는 단백질과 포도당을 대신 분해하기 때문에 몸에 많은 부담을 준다는 점이다. 건강을 무시하고 아름다움만 추구한다는 것은 현명하지 않다. 밥을 먹지 않고 다이어트를 할 수 있지만 건강이 악화되는 대가를 반드시 치러야 한다.

병에 걸렸을 때 밥보들은 평소 탄수화물을 전혀 입에 대지 않는 사람들보다 회복속도가 훨씬 빠르다.

효과적인 섬유질 섭취법

한동안 하루에 사과 6개 외에는 아무 것도 먹지 않은 적이 있다. 사과가 모든 병에 좋다는 말을 듣고 병이 낫기 위해 열심히 사과를 먹었다. 그런 나를 보고, "정말 효과가 있을까?"라고 많은 사람이 궁금해 했다. 솔직히 자연율례에 따라 생활할 때 사과는 확실한 치료효과를 보이지만 오랫동안 사과만 먹으면 많은 문제를 일으킨다. 매일 사과 6개만을 먹은 적이 있기 때문에 지금까지도 사과라면 질린다.

야채와 과일만으로 섬유질을 충분히 보충할 수 없다?

다량으로 식물을 섭취해야만 충분한 효과를 얻는 것이 있다. 바로 '세포 피라미드'의 두 번째 층에 속하는 섬유질이 그러하다. 신체를 구성하는 세포에게 섬유질은 아주 중요하다. 특히 먹을 음식은 풍부하지만 스트레스가 많고 거주환경이 좋지 않은 현대인들에게 섬유질은 세포의 신진대사를 돕는 역할을 한다. 즉 영양분을 섭취하고 노폐물을 걸러내는 일을 하며 종양과 어혈을 없애는 기능을 한다.

수치로 계산해보면 개인이 매일 섭취해야 하는 가용성 섬유질은 25~32g이다. 하지만 상추 한 다발, 사과 6개, 시금치 한 다발에 들어 있는 가용성 섬유질은 겨우 4g밖에 되지 않는다. 그 말은 한사람이 하루에 필요한 양의 섬유질을 먹기 위해서는 적어도 상추 여섯 다발, 사과 16개, 시금치 여섯 다발을 먹어야 섬유질 25g을 충분히 섭취할 수 있다는 것이다. 정말로 엄청난 양이다. 한꺼번에 먹는다고 생각만 해도 시간이 꽤 걸릴 텐데 한입 한입 먹는다면 어떻겠는가? 게다가 위와 장이 매일 매일 그렇게 많은 야채나 과일을 어떻게 받아들이겠는가? 오랫동안 그렇게 많이 먹는다면 건강에 좋지 않을 뿐만 아니라 심지어 위장 점막이 상하는 엄청난 결과를 초래할 것이다.

그렇다면 인간은 영원히 충분한 섬유질을 섭취할 수 없단 말인가? 물론 그렇지 않다. 과학기술이 고도로 발달한 시대에 살고 있는 현대인들이 자연율례에 따라 일과 휴식 그리고 식생활을 하는 것 이외에, 또 다른 방법으로 영양분을 섭취할 수 있다. 이미 앞에서 언급한 것처럼 화학첨가물이 들어가지 않은 영양제는 세포를 배양하는 데 있어 사람에게 전혀 해를 끼치지 않는다. 나 자신도 부족한 섬유질을 보충하기 위해 규칙적으로 섬유질이 함유된 영양제를 복용한다. 한 봉지에 약 4g의 섬유질이 들어 있는데, 이것은 상추 두 다발, 혹은 사과 10개, 야채 두 다발에 들어 있는 섬유질과 같다. 하루에 필요로 하는 섬유질은 이것이면 충분하다. 또한 위장에 전혀 해가 되지 않는다.

영양제를 먹는 것이 자연율례 원칙에 위배되는 것이 아닌가라고 생각하는 사람들이 많다. 사실 자연율례 입장에서 볼 때 현대인이 이룩한 과학기술의 업적을 폄하하거나 번복할 생각은 전혀 없다. 자연율례를 기본으로 하면서 간편하고 저렴하며 동시에 치료효과가 있는 안전한 영양제를 이용함으로써 사람들이 건강하기를 원한다. 섬유질 섭취가 바로 그런 예에 속한다. 필요한 섬유질을 얻기 위해 다량의 야채나 과일을 먹는 대신, 섬유질이 들어 있는 좋은 영양제를 복용함으로써 신진대사에 도움을 주고 어혈을 제거할 수 있다면 과학적인 방법을 사용하는 것도 괜찮다고 생각한다. 간단히 복용할 수 있고 가격도 저렴하기 때문에 현대인에게는 아주 편리하다.

단백질에도 질의 차이가 있다

하루 단백질 섭취량이 얼마나 됩니까? 어느 정도 양의 단백질을 소화하고 흡수해야 합니까? 양질의 단백질을 섭취합니까, 혹은 저질의 단백질을 섭취합니까? 많은 사람이 이런 질문에 대해 한번도 생각해보지 않았을 것이다. 혹은 우리가 먹는 음식이 몸에 들어가면 저절로 단백질을 공급한다고 생각한다.

양질의 단백질 섭취만으로 심장병과 신장병이 좋아진다

세포 피라미드의 세 번째 층에 해당하는 단백질은 인체에 반드시 필요한 영양분이다. 음식물의 단백질은 아미노산으로 소화·분해되어 체내로 흡수된다. 그러므로 단백질을 섭취하는 것은 아미노산을 섭취하는 것이며, 체내 아미노산풀(체내의 혈액, 장기 등에 함유되는 아미노산의 존재 상태)의 정상적인 균형을 유지하는 것이다. 체내에서 몸을 구성하는 단백질은 끊임없이 분해하고 또한 새로운 단백질로 합성되어 균형을 유지한다. 또한 미용에 관심이 많은 사람이 좋아하는 콜라겐이나 케라틴도 여기에 속한다. 단백질은 세포를 복구하고 세포구조를 연결해주는 성분을 가지고 있다.

많은 연구결과에 따르면 단백질, 특히 콜라겐은 노화를 방지하는 기능이 있다고 한다. 적당한 양의 단백질을 섭취하면 노화를 방지하고 젊음과 아름다움을 유지할 수 있다. 또한 성장발육과 각종 조직의 건강을 유지하는 데 있어 단백질은 없어서도 안 되고 부족해서도 안 된다. 내 경우를 보면, 지난 몇 십 년 동안 중증의 심장판막질환으로 고생했지만 양질의 단백질을 충분히 섭취하고 자연율례에 입각한 생활을 하니 수술을 해야만 했던 심장이 더욱 좋아지고 건강해졌으며 또한 신장병도 많이 좋아졌다.

단백질의 치유능력은 양자로 들인 지체장애자 아들을 통해서도 증명되었다. 예전에 아들의 지능측정을 했을 때 신체적 장애와 정신적 장애 상태가 중증이었지만 몇 년 동안 적당한 양의 단백질을 보충하면서 보살핀 결과 아들의 두뇌세포가 갈수록 살아났다. 재검사를 하니 아들의 상태가 많이 좋아져 중증에서 중간 정도가 되었다고 한다.

양질 단백질과 저질 단백질의 비교

- 저질 단백질을 함유하고 있는 음식은 대개 장시간 가공한 것이나 삶은 것들이다. 음식에 함유된 단백질이 이미 많이 손상되어 소화하고 흡수하는 데 적어도 2시간에서 36시간이 소요된다. 예를 들어 저질 단백질은 콩국, 두부, 소금에 절인 달걀, 혹은 장조림 같이 소금에 절인 고기 종류들이다.
- 양질 단백질을 포함하고 있는 음식은 오랜 시간 가공하거나 삶지 않은 것을 말한다. 즉 음식에 포함된 단백질은 아직 손상되지 않은 상태여서, 이것을 소화하고 흡수하는 데 2시간 이하가 걸린다. 예를 들어 샤브샤브에 들어가는 고기나 계란탕 등을 말한다.

신체의 단백질 소화흡수율

그밖에 소화능률로 볼 때, 저질 단백질에서 흡수할 수 있는 단백질 양은 겨우 10%이며 나머지 90%는 신장에 부담이 된다. 즉 100g의 저질 단백질을 먹었을 때 몸이 소화하는 단백질 양은 불과 10g밖에 되지 않는다는 말이다. 두부를 예를 들면, 두부 한 모에 약 4.5g의 단백질이 들어 있는데, 인체가 소화·흡수할 수 있는 양은 불과 0.45g 혹은 그 이하라고 한다. 세계보건기구(WHO)에서 권장하는 하루 단백질 섭취량을 보면 성인남자는 60g이고, 여자는 50g이다. 즉 하루 단백질 필요량을 섭취하려면 적어도 하루에 100모의 두부를 먹어야 하는데 물론 불가능한 일이다.

그렇기 때문에 모자라는 섬유질을 보충하기 위해 영양제를 먹으라고 권유했던 것처럼, 부족한 단백질 섭취량을 위해서 영양제를 복용하라고 자주 권한다. 특히 콩으로 만든 아미노산 영양제는 천연 케톤소가 들어 있어 인체가 80%를 흡수할 수 있기 때문에 매우 효과적이다.

단백질 섭취량은 기온변화에 따라 달라진다

자연율례에 따라 단백질을 섭취하도록 한다. 특히 날씨가 더우면 더울수록 몸이 필요로 하는 단백질의 양은 적어진다. 그런데 세계보건기구가 정한 단백질 섭취량은 위도가 높은 지역에 사는 사람을 기준으로 삼았다. 이런 이유로 아열대지방에 속하는 대만에 사는 사람들은 그 기준치를 전적으로 따를 필요없이 기후의 변화에 따라 단백질 섭취량을 조절해야 한다.

기후에 따라 간단히 구분하면, 기온이 10℃인 지방에서 성인 남자가 매일 섭취해야 하는 단백질 양은 60g이며, 성인 여성은 50g이다. 기온이 10~25℃ 사이인 지역에 사는 성인 남자에게 권장하는 단백질 양은 2/3인 40g 정도이며, 여성은 34g이면 충분하다. 기온이 25℃ 이상이면 단백질 섭취량은 더 적어져 세계보건기구에서 권장하는 양의 1/2 정도면 충분하다. 즉 성인 남자에게 필요한 단백질 섭취량은 하루에 30g이고 여성은 25g이면 충분하다.

비타민은 천연 항생물질이다

항생물질과 비타민은 염증을 없애는 작용을 한다. 하지만 항생물질은 잘못하면 신체를 상하게 하는 부작용이 있는 반면, 비타민은 비록 항생물질처럼 신속한 효과를 볼 수 없지만 안전하고 부드럽기 때문에 세포 피라미드에서 없어서는 안 될 중요한 성분이다.

가능하면 야채를 많이 먹어라

모든 먹을거리 중 가장 비타민이 많이 들어 있는 식품은 야채이다. 자연율례 강의를 듣는 사람들에게 하루를 고구마와 야채로 시작하라고 하는 이유는 되도록 야채에 들어 있는 비타민을 많이 섭취했으면 하는 마음에서이다. 중병을 앓고 있는 사람들을 만날 때마다 비타민 섭취에 대해 조심스럽게 말을 꺼낸다. 신체가 일단 중병이 걸렸다는 것은 몸에 염증이 있다는 것을 의미하고, 염증을 없애는 데는 비타민이 반드시 필요하기 때문이다.

하지만 비타민은 삶거나 익히는 과정에서 쉽게 파괴되므로 가능한 한 야채를 생으로 먹으라고 한다. 그리고 야채를 먹을 때 되도록 뿌리, 줄기, 과, 열매, 꽃 종류 순으로 먹으라고 한다. 물론 중국 사람들은 대개 야채를 생으로 먹지 않고 기름에 볶아서 먹는 습관이 있다. 하지만 처음 며칠간 야채를 생으로 먹는다면 금방 습관이 될 것이다. 그러면 야채를 생으로 먹는 맛도 괜찮다는 것을 느낄 것이고, 또한 야채의 원래 맛과 신선함을 즐기게 될 것이다.

제철에 나는 야채와 과일을 강의시간에 참가자들과 같이 자주 먹곤 한다. 예를 들어 수세미, 쓴 오이, 조롱박 같은 야채들을 먹곤 하는데 많은 사람이 처음에는 그런 야채들을 생으로 먹을 수 없다고 생각하고 주저한다. 그러면서 다른 사람들이 맛있게 먹는 것을 보고 억지로 따라 먹는다.

재미있는 것은 그렇게 한번 먹어본 사람들 대부분이 그 다음부터 그 맛이 이상하다고 생각하지 않는다는 사실이다.

비타민의 권장량

체질에 따라 먹어야 할 야채도 다르다. 일반적으로 몸이 차가운 사람은 함부로 아무 야채나 먹지 말아야 한다. 자연율례에서 강조하는 고구마 식사에 따르면, 처음 야채를 먹기 시작할 때는 우선 뜨거운 물에 살짝 데친 야채를 먹거나 기름에 약간 익힌 야채를 먹다가 서서히 생야채로 바꿔야 한다.

우리들이 반드시 짚고 넘어가야 할 것은 현재 대만 보건국에서 권장하는 비타민 수요량은 일제시대의 표준에 근거한다는 점이다. 비타민 A를 예로 들면, 전문가가 권장하는 성인 남자의 비타민 하루 섭취량은 12,000I.U(International Unit : 국제단위)이지만 대만에서 권장하는 섭취량은 불과 3,000~5,000I.U 밖에 되지 않는다.

일제시대 때는 생활이 간단하고 음식 또한 소박했기 때문에 3,000에서 5,000 I.U의 비타민 A로도 당시 사람들의 신체조건에 충분했다. 하지만 음식이 도에 지나칠 정도로 풍부해졌고 경쟁이나 스트레스로 인하여 신체가 받는 부담이 과거보다 훨씬 심해졌기 때문에 3,000에서 5,000I.U의 비타민 A로는 충분하지 않다. 이런 이유로 현대인들은 생야채를 먹는 것 외에 비타민제를 복용해야만 병을 예방하고 몸에 있는 염증을 제거할 수 있다.

무기질, 물 그리고 지방

세포를 배양하고 보호하는 데 무기질, 물 그리고 지방이 부족하면 안된다. 무기질은 신체 세포, 즉 뼈, 이, 체액, 근육, 혈액(백혈구와 적혈구) 그리고 신경의 주요성분을 구성한다. 무기질은 또한 혈액이나 체액의 분량, 삼투압이나 ph를 조절하거나, 근육이나 신경의 수축, 흥분성을 조절하며 고유한 생리기능에 관여한다. 물은 공기와 더불어 인간 생존에 가장 중요한 기본적 요소이다. 물은 피와 조직액의 순환을 돕고, 음식물을 소화 · 분해해 세포로 줄기차게 보내주고, 다 사용한 찌꺼기는 운반해 몸 밖으로 배설시키는 기능을 한다. 또한 인간의 기본적 성분이며 생장하는 데 가장 필요한 물질이며, 신체를 복구하고 보호하는 기능을 하며, 음식물을 소화하고, 호흡작용을 촉진하며, 정상적인 순환작용과 배출작용을 가능케 한다. 또한 피의 농도를 조절하기도 하며, 적당히 땀을 흘려 체온을 조절하고, 각종 조직의 표면을 촉촉하게 하며, 작은 기관과의 마찰을 줄이고, 체내에 있는 전해질(물이나 다른 용매에 녹아서 이온을 발생시키고 전류를 이끌 수 있는 물질)의 평형을 유지한다. 지방은 주로 음식물을 통해서 섭취하며, 체조직의 형성을 돕고 열량을 내며, 체내에서 농축된 에너지 공급원으로 매우 중요한 요소이다. 또한 지용성 비타민이 체내에서 흡수되고 이용되도록 도와주며, 음식의 맛을 강하게 하고, 장내에 오래 남아 있으므로 포만감을 준다.

무기질은 고온에서만 방출된다

무기질은 비타민과는 정반대로 식물을 고온에서 오래 끓이면 끓일수록 더 많은 무기질을 얻을 수 있다. 한 연구결과에 의하면, '생것'에 많이 들어 있는 비타민은 몸에 있는 불순물과 염증을 제거할 수 있다. 반대로 '익힌 것'들은 몸을 보양하는 데 사용된다. 예를 들어 무기질은 오랫동안 끓여야 다량으로 방출된다. 한약을 오래 끓이는 이유는 그렇게 해야 한약 속에 들어 있는 무기질이 충분히 나오기 때문이다. 하지만 평소 물만 마셔도 신체에 필요한 무기질을 충분히 섭취할 수 있다. 특히 수원(水源)이 고지대인 물은 대부분 아주 훌륭한 무기질을 포함하고 있으므로 그런 물을 많이 마시면 우리 몸에 필요한 무기질을 충분히 흡수할 수 있다.

기온에 따라 섭취해야 하는 지방도 다르다

지방을 섭취하는 것과 육류를 섭취하는 원칙은 거의 비슷하다. 즉 기온에 따라 다른 지방을 섭취해야 한다. 많은 사람이 음식을 요리할 때 식물성 기름을 사용해야 한다고 생각하는데, 이것은 틀린 생각이다. 왜냐하면 식물성 기름은 고온에 약해서 고온에서 볶거나 튀기면 몸에 해로운 화학물질을 방출한다. 야채를 볶을 때 동물성 기름을, 야채를 무칠 때는 식물성 기름을 사용하라.

평소에 사람들에게 여름에는 되도록 야채를 생으로 먹거나 끓는 물에 살짝 데쳐 먹으라고 권한다. 여기에 약간의 식물성 기름을 치면 음식의 맛을 돋울 수 있다. 겨울에는 동물성 기름을 약간 사용할 수도 있다. 기온이 25℃ 이하면 돼지기름을 적당히 사용하고, 기온이 20℃ 이하로 내려가면 소기름을, 기온이 10℃ 이하로 내려가면 적당한 양기름을 사용하여 몸을 따듯하게 하고 추위를 이겨내는 데 도움을 준다.

물의 수요량은 사람에 따라 다르다

하지만 주의해야 할 사항은 물의 수요량이 개인에 따라 각각 다르기에 그에 맞게 양을 조절해야 한다는 것이다. 특히 부종이 쉽게 걸리는 사람이나 신진대사가 잘 되지 않는 사람은 물을 마실 때 신중해야 한다.

| 일반 사람이 하루에 필요로 하는 물의 양 |

보통 하루에 필요한 물의 섭취량은 체중(kg)의 30배에서 70배 정도이다. 예를 들어 체중이 50(kg)인 사람이 필요로 하는 물의 양은 50(kg) × 30 = 1,500cc이다. 신진대사 기능이 좋은 사람은 체중의 50배 정도, 즉 50 (kg) × 50 = 2,500cc의 물을 마실 수 있다. 신진대사 기능이 아주 좋고, 운동을 자주 하는 사람은 체중의 70배 정도, 즉 50(kg) × 70 = 3,500cc 정도의 물을 마실 수 있다. (1,000cc = 1L)

| 환자가 하루에 필요로 하는 물의 양 |

수분을 쉽게 신진대사 할 수 없는 사람이나 환자가 섭취해야 하는 물의 하루 수요량은 체중의 30배 이내를 기본으로 해야 한다. 물의 양을 늘리고 싶더라도 기본 수요량의 1/3 이상을 초과해서는 안 된다. 체중이 50kg인 중환자를 예로 들면 매일 섭취해야 할 물의 양은 50kg × 30 = 1,500cc를 초과하지 말아야 한다. 물을 소화시키는 능력이 좋아져 물의 섭취량을 늘리기를 원한다면, 1,500cc × 1/3 = 500cc 이상을 초과해서는 안 된다. 즉 매일 마셔야 하는 물의 양이 1,500cc + 500cc = 2,000cc 를 넘으면 안 된다. 부종이 쉽게 걸리는 사람은 물의 양을 줄여야 하며, 잠자기 3시간 전에는 물을 마시면 안 된다.

우선 기본적인 영양분을 섭취해야 한다

단숨에 세포 피라미드의 꼭대기에 오를 수 없다

건강을 회복하기 위해 한동안 거의 매일 요가를 한 적이 있었다. 물론 잠을 안 자면서까지 열심히 하지는 않았지만, 한번 요가를 하면 쉬지 않고 4, 5시간 정도 하곤 했다. 매일 빠지지 않고 몸을 이렇게 꼬고 저렇게 비틀고 하면서 몸이 좋아지기를 바랐다. 많은 돈과 시간을 들였지만 병은 전혀 차도가 없었다.

은행에 근무하는 한 수강생은 암에 걸린 것을 알고 너무 놀라고 당황했다. 이것저것 다 해보다가 기공이 암을 치료할 수 있다는 말을 듣고 기공을 배우기 시작했다. 매일 산에 올라가 3시간씩 기(氣) 훈련을 하고 몸이 더욱 좋지 않을 때는 7~8시간 동안 했다. 비바람이 부는 날에는 비옷을 입고, 날씨가 추울 때는 두꺼운 코트를 입고 기(氣) 훈련을 했다. 이렇게 몇 년을 비가 오나 눈이 오나 열심히 기 훈련을 했지만 병은 전혀 좋아지지 않았다. 이러한 노력조차 죽음에 대한 두려움을 없애주지 못했다. 같이 기 공부를 하던 사람들이 하나 둘 나오지 않거나 사라지면 그녀는 더욱 두려워했다.

그녀의 이야기를 들으면서 마치 과거의 나를 보는 기분이었다. 사람들이 중병에 걸렸을 때 지푸라기라도 잡고 싶은 심정으로 운동이나 기 치료를 통해 병을 고치려고 하지만, 세포 피라미드의 기초를 소홀히 했기 때문에 그것은 마치 공중누각처럼 아무런 소용이 없다.

심신을 우선 안정시킨 후에 양기를 보충한다

심신의 기를 기른다는 것은 양생에 있어서 중요한 부분이다. 중의에서 보면 각종 질병이 걸리고 정서적으로 많은 문제가 생기는 원인은 대부분 기혈이 막혀 있어 기가 제대로 흐르지 않기 때문이라고 한다. 그러므로 운동을 해서 심신의 기를 보충하는 것은 지금까지 내려오는 옛날 사람들의 깊은 지혜이다.

하지만 건강을 회복하고 싶어 하는 많은 사람이 세포 피라미드 제일 위에 있는 별만 보면서 몸에 필요한 다른 중요한 영양소를 무시하고 운동이나 기 훈련에만 매달린다. 요가, 기 훈련 등 다른 각종 운동들은 건강에 좋고 많은 효과를 볼 수 있지만, 기본적인 영양소가 부족한 상태에서 운동만으로 병을 고친다는 것은 거의 불가능한 일이다. 심신의 기를 얻기 전에 우선 충분한 영양분을 보충해서 기초를 다져야 한다. 만약 세포 피라미드에 있는 다른 영양분이 충분하지 않다면 급하게 운동이나 기 훈련을 시작할 필요가 없다.

4장

나이보다 젊게 사는 법

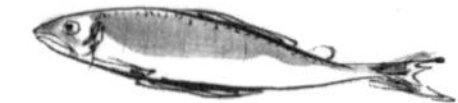

네가 내 고등학교 동창이니?

25살이었던 20년 전의 나는 지금보다 훨씬 나이 들어 보였다. 20년의 세월이 흘렀건만 다섯 명의 자식을 둔 나는 지금의 내 나이보다 4~5살 은 어려 보인다.

나이의 덫에서 벗어나 건강을 회복하다

선천적으로 미인이거나 건강한 사람에게는 나이보다 4~5살 어려 보 인다는 말이 그다지 대수롭지 않을 것이다. 하지만 암과 중풍에 걸렸었 고 하룻밤을 자고나니 머리가 온통 하얗게 세고 뼈만 앙상하게 남았던 나에게는 이렇게 건강하게 살아 있다는 것만으로도 감사한 일이다. 게다 가 내 나이보다 몇 년 더 어려 보인다는 것은 정말 믿기 어려운 일이다.

오랜만에 나를 만난 사람들은 나의 모습을 보고 많이 놀란다. 그들은 지금의 내 모습이 뼈만 앙상한 60대 노인네의 모습일 것이라고 생각했는데, 몇 번의 죽을 고비를 넘긴 내가 그때보다 더 늙지 않았을 뿐만이 아니라 오히려 더 젊어 보이기 때문이다. 놀랍고 못 미더워 하면서도 어떻게 젊음을 되찾았을까 궁금해 한다. 대답은 간단하다. 자연율례의 생활방식으로 돌아가 신체의 신진대사 주기에 순응하면서, 만들기 쉬운 회춘 생강술을 먹고 반신욕 등 여러 가지 방법으로 조금씩 청춘을 되찾는 것이다.

인공적인 기술보다 자연스러운 방법으로 회춘에 성공하다

현대 여성들은 최첨단 과학기술 덕분에 여러 가지 다양한 방법으로 노화를 방지한다. 주름살 제거를 위해 얼굴의 근육이 딱딱해지고 심하면 마비까지 되는 위험을 무릅쓰고 보톡스 주사를 맞는 여성들도 많다. 그런가 하면 피부를 젊게 하기 위해 부작용을 감수하면서까지 자연에 위배되는 기계를 사용하여 전신 마사지를 받는다. 아름다워지고 싶어 하는 마음을 이해하지 못하는 것은 아니지만 가까이에 있는 것을 버리고 멀리에서 구하려 한다면 그것은 시간과 에너지를 낭비하는 것이다. 하느님이 인간을 창조했을 때 자연과 조화를 이루면서 살 수 있도록 인간에게 강한 힘을 주셨다. 신체의 자연율례를 이해하고 순응하며, 신진대사 주기에 따라 적절하게 일하고 휴식을 취하면서, 균형 있는 식생활을 한다면 젊음과 아름다움을 충분히 유지할 수 있다.

이러한 회춘 현상은 단지 나뿐만 아니라 자연율례 강의를 들었던 많은 사람들에게도 나타났다. 사람들에게 우리 나이를 말하면 처음에는 믿지 못하다가 나중에는 부러워한다. 어떤 수강생은 불규칙적인 생리와 얼굴 전체에 있는 천연두 자국을 고치기 위해 안 먹어 본 약이 없고 써보지 않은 화장품이 없었지만 전혀 좋아지지 않았다. 그런 그녀가 자연율례와 회춘 방법을 1년 동안 실행한 결과 피부가 마치 어린아이처럼 윤이 나고 부드러워졌다. 예상치도 않은 결과로 인해 그녀는 물론 그녀 가족들도 무척 좋아했다.

조경(調經 : 월경을 고르게 함)으로
청춘과 미모를 다시 얻다

젊어지고 아름다워지기 위해서 가장 필요한 것은 규칙적인 생리이다. 즉, 호르몬의 균형이 깨지면 안 된다. 호르몬의 균형이 깨지면 많은 여성들이 여러 가지 다양한 증상으로 고생한다. 불규칙적인 생리로 인해 온갖 생리증후군, 예를 들어 기분이 나빠지거나 정서가 불안하거나 가슴이 커지거나 생리통을 앓거나 양이 너무 적게 나오거나 혹은 너무 많이 나오는 것과 같은 현상들이 일어난다. 심지어 조증(이유 없이 기분이 좋거나 이유가 있더라도 지나치게 기분이 좋은 상태)이나 우울증이 생기기도 하는데, 이것들을 오랫동안 방치하면 심신의 병소(病所 : 병원균이 침입하여 조직이 허물어진 부분)가 점점 커진다. 더욱 안타까운 것은 호르몬의 균형이 깨져 노화현상이 빨리 일어난다는 점이다.

월경하기 일주일 전부터 조경을 해야 한다

생리문제를 해결하기는 쉽지 않지만 정확한 조경 방법을 이용하면 쉽게 해결할 수 있다. 조경함으로써 동시에 체내의 호르몬을 조절할 수 있어 회춘이라는 뜻밖의 수확을 얻을 수 있을 것이다.

그렇다면 어떻게 조경을 할 것인가? 예로부터 어머니들은 딸들의 건강을 위해서 생리 후에 음식 조절을 통하여 피를 보충하고 기운을 돋우었다. 보혈하고 기운을 돋우려면 월경 후보다 전에 조경하면 훨씬 더 많은 효과를 얻을 수 있다. 일반적으로 여성의 배란일은 생리하기 14일 전이다. 이때부터 신체의 호르몬이 변하기 시작하여 생리하기 7일 전에는 호르몬과 두뇌의 화학물질 변화가 극대화된다. 이때는 심리적으로나 생리적으로 매우 민감해지고 몸이 붓거나 체중이 불고 가슴이 부풀어 오르기도 한다. 혹은 두통이나 현기증이 일어나기도 하고, 몸이 나른해지고 정서가 불안해져 쉽게 신경질이 나기도 하며, 기분이 저조하거나 설사 혹은 변비 같은 현상들이 자주 일어난다. 이때 조경을 함으로써 이런 증상을 없앨 수 있을 뿐 아니라, 매달 고생하지 않고 체내의 호르몬을 안정시켜 젊음을 다시 얻을 수 있다.

월경이 없던 여자 아이가 월경을 시작하다

딸의 불규칙적인 생리 때문에 나에게 조언을 구하는 사람들이 많다. 대만에 사는 한 여성은 딸의 생리문제로 걱정을 많이 하고 있었다. 정상적인 생리를 위해 오랫동안 약을 복용해 왔는데 약을 먹지 않으면 생리가 나오지 않거나 심한 경우에는 1년 내내 생리를 하지 않을 때도 있었다. 게다가 주기적인 편두통과 복통은 딸의 학교생활에도 많은 지장을 주어, 딸이 생리를 할 때쯤이면 학교에서 딸이 아프다는 연락이 올까봐 노심초사했다.

그런 그녀의 딸이 조경을 하기 시작한 후 점점 정상적으로 생리를 하기 시작했다. 물론 생리를 시작하는 날에는 아직도 생리통이 있지만 옛날처럼 심한 생리증후군으로 인해 학교를 빠지는 일은 더 이상 없게 되었다. 이들 모녀가 기뻐한 것은 말할 것도 없고 조경과 자연율례를 실천한 후 더욱 더 젊어지고 건강해졌다. 불규칙적인 생리 때문에 조경을 했는데 젊어지기까지 하니 이것이야말로 일거양득이 아니겠는가?

회춘 조경법

1. 회춘 생강술(1일치 분량 약 250~300cc)

|재료| 묵은 생강 3~5조각(50g 정도), 생강을 약 0.3~0.5 cm로 자른다. 참기름 5~10cc (몸이 차가운 사람은 검은깨 참기름을 사용하고, 몸에 열이 많은 사람은 흰깨 참기름을 사용한다), 미주 혹은 곡주 100cc, 물 200cc, 약간의 고기(겨울에만 사용) / 용안(대만에서 나는 과일), 구기자, 대추 혹은 적당량의 야채(여름에만 사용)

|만드는 방법| 저온에서 생강 냄새가 우러나도록 생강을 참기름에 살짝 볶는다. 여기에 물과 미주를 넣은 후 끓이면 된다. 만약 미주 향에 익숙하지 않으면 술 냄새가 사라질 때까지 끓인다. 만약 생강술의 맛을 돋우고 싶으면 겨울에는 기후에 맞는 적당한 양의 고기를 넣거나 여름에는 용안이나 구기자 혹은 대추나 야채를 넣으면 된다.

|마시는 방법| 월경하기 일주일 전 매일 두 번, 오전 10~12시 사이 그리고 오후 3~5시 사이가 회춘 생강술을 마시기에 가장 적당하다.

※ 주의사항

1. 미주를 사용하지 않으면 알코올 농도 20도 정도의 술을 사용한다. 미주를 사용하면 농도가 약간 진하기 때문에 적당하게 양을 줄이도록 한다.

2. 술을 전혀 마시지 못한다면 물과 술의 비례를 조정하면 된다. 예를 들어 물 290cc와 술 10cc, 물 280cc와 술 20cc, 혹은 물 299cc와 술을 1cc의 비례로 섞으면 된다.

3. 쉽게 뜨거워지는 체질은 기름, 생강, 그리고 술의 분량을 줄인다.

4. 끓일 때 소금을 넣지 말라. 소금은 약성을 떨어지게 한다.

2. 반신욕

|재료| '자연율례 조경약초포' 한 봉지 (쑥, 대풍자, 박하 등 21가지 약초로 만든 것으로 대만의 '자연율례 센터'에서 팔고 있다)

|물에 담그는 방법| 욕조에 40L 정도의 뜨거운 물을 받아 '자연율례 조경 약초' 한 봉지를 넣는다. 이런 목욕법은 신체 내에 있는 '풍(風), 한(寒), 서(署), 습(濕), 조(燥), 그리고 불(火)' 등과 같은 좋지 않은 기를 배출시킬 것이다. 이 방법으로 체질을 조절할 수 있다

※ 반신욕 하기에 가장 좋은 시기는 생리하기 일주일 전이다

3. 세포 피라미드 영양 조리법

위에서 말한 것 이외에 매일 세포 피라미드 영양 원칙을 따른다. (3장에서 이미 자세히 설명했다) 그러면 회춘 효과를 더욱 확실하게 얻을 것이다.

조경함으로써 회춘이 가능하다. 그렇다고 이미 갱년기를 지난 여성이나 일반 남성들에게 회춘의 기회가 없는 것은 아니다. 사실 원한다면 모든 사람이 청춘을 다시 되찾을 수 있다. 특히 남성은 생리적으로 호르몬이 여성보다 안정적이기 때문에 회춘 속도 또한 여성보다 훨씬 빠르다. 여성 수강생들에게 남편이 자신보다 더 젊어지는 것을 원치 않는다면 회춘 생강술을 감추라고 농담할 정도이다. 남성은 생리를 하지 않기 때문에 조경할 때처럼 날짜의 구애를 받지 않는다. 편한 날짜를 잡아 시작하거나 부인이 생리하기 일주일 전 조경을 시작할 때 같이 시작한다면 회춘의 기쁨을 부부가 같이 누릴 것이다.

그뿐 아니라 갱년기로 고생하는 사람들이나 갱년기가 지난 여성도 회춘 생강술과 자연율례 반신욕을 이용할 수 있다. 그러면 기분이 좋아지고 생리적으로 일어나는 불편함도 없어질 뿐만 아니라 회춘도 경험할 수 있을 것이다. 날짜에 구애받지 않고 남자와 마찬가지로 아무 때나 7일을 정해서 하면 된다.

산후조리만 잘해도 회춘할 수 있다

출산은 여성의 건강을 바꿀 수 있는 중요한 기회이다. 출산의 기회를 이용해 몸을 조절한다면 자궁의 기능이 좋아질 뿐만 아니라 호르몬의 신진대사를 촉진시킬 수 있다. 동시에 혈액과 임파선의 순환에도 많은 도움을 줄 수 있다. 나는 수강생들에게 산후조리의 중요성을 절대로 소홀히 하지 말라고 한다. 출산한 후에 산후조리를 어떻게 하느냐에 따라 더욱 더 예뻐지고 건강해질 수 있거나 아니면 각종 병에 쉽게 걸리고 노화 현상이 빠르게 일어날 수 있다.

산후조리에는 120일이 필요하다

강의 중 어떤 사람이 전통적인 산후조리와 풍속에 관한 질문을 했다. 서양에서는 출산 후 바로 아이스크림을 먹고 정상적으로 출근하거나 외출하는데, 왜 한국 여자들은 한 달 동안 산후조리를 하는가? 그것은 한국 여자들이 게을러서인가?

임신한 날부터 출산하는 날까지 태아가 자궁에 있는 시간은 10개월 정도이다. 신체 내의 모든 기관이 10개월 동안 그렇게 힘든 부담을 받았다면 심신에 많은 변화가 있었을 것이다. 그렇다면 임신 전의 원상태로 복귀하기까지는 당연히 많은 시간이 걸리지 않겠는가?

전통의학에 따르면, 자궁 회복기는 대강 다음과 같다. 3개월 이내에 유산했다면 12일간의 회복기가 필요하고, 3~6개월 사이에 유산이나 출산을 했으면 한 달간의 회복기가 필요하다. 6~7개월 사이에 유산하거나 출산했으면 40일 이상, 7개월 이후에 유산이나 출산을 했으면 120일의 회복기가 필요하다.

이것으로 볼 때 달을 다 채워서 출산을 하는 산모는 120일의 산후조리가 가장 바람직하다. 처음 한 달에서 40일 동안은 정식으로 산후조리를 해야 한다. 그 후에는 복부에 무리가 가는 행동을 삼가야 한다. 즉 계단

오르내리는 것을 피하고, 무거운 것을 되도록 들지 말고 장시간 쇼핑하지 않도록 한다. 만약 아랫배가 묵직함을 느끼면 즉시 하던 일을 그만두고 쉬도록 한다.

산후조리 잘하는 법

산후조리를 할 때 산모는 되도록 편안하게 휴식을 취해야 하며 산모를 불안하고 두렵게 하는 밀폐된 공간이나 장소에 가지 않도록 한다. 기온 차이가 많이 나는 곳에 외출을 삼가고 풍한(風寒 : 감기)이 들지 않도록 한다. 하지만 너무 많은 옷을 껴입을 필요는 없다.

출산 후 한 달 동안 목욕이나 머리를 감지 말아야 한다는 옛 어른들의 말 때문에 고민하거나 가족들과 종종 마찰이 생기곤 하는데 사실 전통적인 산후조리에서 산모가 목욕이나 머리를 감지 말라고 한 이유는 그 당시의 가옥구조 때문이었다. 목욕탕이 집안에 있지 않고 집 밖에 있었기 때문에 산모가 목욕이나 머리를 감은 후 집안으로 들어오는 동안에 풍한이 걸리기 쉬웠다. 이런 이유로 옛날 사람들은 산모에게 목욕과 머리 감는 것을 못하게 했다. 하지만 현대의 주택구조는 목욕탕이 대부분 집안 혹은 방 안에 있어 특별히 이 점을 주의하지 않아도 된다. 대신 목욕이나 머리를 감은 후 잘 말림으로써 몸에 물기가 남아 있지 않도록 해야 한다.

하지만 목욕하거나 머리를 감을 때 사용하는 물에 대해서는 주의해야 한다. 출산 후 120일 이내에 산모는 되도록 냉수를 마시거나 만지는 것을 삼가고 차가운 공기나 습기가 몸에 들지 않도록 주의한다. 평소 '자연율례 조경 약초포'를 사용하여 목욕을 하고(한 봉지에 40L의 뜨거운 물을 사용한다) 분만 후에 나오는 배설물을 깨끗이 씻고 항상 몸을 청결하게 유지해야 한다. 또한 체내의 '풍(風), 한(寒), 서(暑), 습(濕), 조(燥), 화(火)'등 좋지 않은 기운을 체내에서 빼냄으로써 산모가 산후조리 기간을 이용해 임신 전보다 훨씬 더 건강하고 젊어질 수 있다.

출산 후 산모는 많은 보약을 먹을 필요가 없다. 단지 산후조리 하는 동안에 정상적인 식사 외에 위에서 언급한 회춘 생강술을 매일 마시고, '세포 피라미드'에 따라 영양을 섭취하면 몸을 보양하고 자궁 회복을 촉진할 수 있다.

제왕절개를 했으면 처음 12일 동안은 생강술을 마시지 말고 되도록이면 수술 상처가 거의 아물 때까지 기다렸다가 생강술을 마시도록 하라. 12일 전에 생강술을 마시면 수술자리가 아물기 전에 굳어질 수 있다. 산후조리 하는 동안에는 기후에 따라 고기를 섭취하고, 자연율례 원칙에 따라 제땅, 제철, 적절한 때와 적당한 장소, 그리고 체질에 맞는 음식을 먹도록 한다.

부부관계 시 주의해야 할 사항

주의해야 할 또 다른 사항은 부부관계이다. 출산 후 부부관계를 너무 성급히 시작하지 않아야 한다. 산모의 산도(産道) 탄력성이 회복되고 분만 후의 배설물과 태독이 완전히 빠져나온 후 부부관계를 해야 한다. 그렇지 않으면 첫째, 산모의 산도가 부부관계 시 쉽게 전염되거나 느슨해진다. 둘째, 태독과 오로(분만 후에 나오는 배설물)로 인해 남자가 전염되어 병에 걸릴 수 있고 또한 산모의 심장이 나빠지고 근골이 허해지는 등 여러 가지 후유증이 일어난다.

일반적으로 여자 아이를 임신했을 때와 남자 아이를 임신했을 때 모체에 일어나는 호르몬의 변화가 약간 다르며, 자궁과 산도의 회복기간 또한 같지 않다. 대체적으로 여자 아이를 출산했을 때는 적어도 80일 정도, 남자 아이를 출산했을 때는 60일 정도 부부관계를 하지 말아야 한다.

2세를 위해 부부관계는 어떻게 해야 하는가?

조경과 산후조리에 관한 것을 언급하면서 피임과 우생(優生 : 나쁜 유전인자를 피하고 우량한 혈통을 보존하는 것)의 중요성도 함께 설명하려 한다. 현대인들이 성에 대해서 비교적 개방적이지만 성에 대한 충분한 지식을 가지고 있지 않다. 예상치 않게 임신하게 되면 아이를 낳을 준비가 되지 않은 사람은 낙태라는 아주 위험한 결정을 쉽게 내린다. 이것은 자연율례에 위배되는 행위로써 여성에게 심리적으로 그리고 육체적으로 심한 상처나 후유증을 남기고 많은 충격을 줄 수 있다.

피임과 날짜 계산법

자식을 많이 낳아 기르는 것이 자연율례에 부합하는 것이라고 평소 사람들에게 말한다. 하지만 우리 사회에서 빈번하게 일어나는 낙태의 심각성을 볼 때 피임의 중요성을 강조할 수밖에 없다. 자연율례 강의를 하면서 발견한 놀라운 사실은, 미혼이든 기혼이든 혹은 이미 자식들이 있는 사람이든 간에 많은 사람이 자신의 배란일을 정확히 모른다는 것이다. 배란일에 대한 질문을 하면 대부분이 모호하게 대답하거나 말끝을 흐린다.

월경 주기는 보통 20~40일이 정상이다. 하지만 배란일은 월경 주기에 따라 달라지지 않는다. 다만 월경 주기가 규칙적인 여성들의 배란일은 월경하기 14일 전이다. 월경 주기가 35일인 여성인 경우를 예로 들어보자. 1월 1일과 2월 5일 월경이 나온다고 한다면, 배란일은 2월 5일을 기준으로 하여 14일 전인 1월 22일이다. 하지만 배란일을 기준으로 피임을 한다면 아주 위험하다. 왜냐하면 난자가 살아 있는 시간이 하루인 반면에 정자는 여성 몸에 들어와 7일간 살아 있기 때문이다. 예정 배란일이 1월 22일이라면 임신될 가능성이 많은 날은 배란 예정일 일주일 전부터 배란일 다음날까지이다. 즉 1월 15일부터 23일이 임신 가능성이 많은 기간이다.

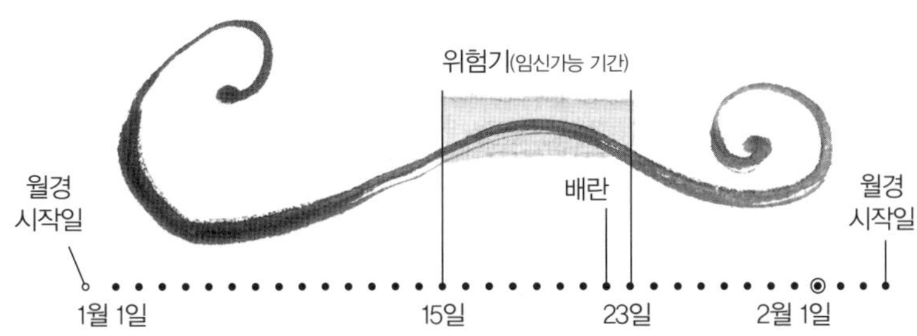

우수한 2세를 얻으려면

현대인의 교육방식이나 식생활 그리고 생활습관이 옛날보다 질적으로 떨어졌기 때문에 아이들의 건강이 갈수록 나빠질 수밖에 없다. 그러므로 부부가 아이를 갖고자 한다면 우생에 대하여 심각하게 생각해야 한다. 우선 임신하기에 최적의 조건이 무엇인지 알아서 부부의 최고 유전자를 아이에게 물려줘야 한다.

재료가 좋으면 좋을수록 상품의 질 또한 좋다는 것은 모든 사람이 다 아는 사실이다. 아이를 낳는 것도 마찬가지이다. 건강한 자식을 얻고자 한다면 부모의 건강하고 질 좋은 정자와 난자가 필요하다. 정자와 난자의 활동력이 가장 좋은 시기에 임신하면 자연스럽게 최고로 건강하고 활기찬 보배를 얻을 수 있다.

예를 들어 여자의 배란일이 1월 23일이라면 임신하기에 가장 좋은 날은 1월 23일이다. 만약 그날 부부관계를 할 수 없다면, 하루나 이틀 전인 1월 21일이나 22일에 부부관계를 해야 한다. 정자가 살 수 있는 기간이 7일이고 처음 3일은 아직도 정자가 왕성하게 활동하기에 이때 임신하면 가장 건강한 아이를 잉태할 수 있다.

또 남자가 오랫동안 사정하지 않으면 정자가 쉽게 노화되기 때문에, 너무 오랫동안 사정을 하지 않았다면 건강한 아이를 수태할 수 없다. 또한 자주 사정하면 정자의 수가 줄어들기 때문에 임신하려는 계획이 있으면 배란일 전에 너무 잦은 사정을 삼가야 한다. 최고의 정자를 얻기 위해서는 임신하기 전 이틀 동안 사정을 하지 않아야 한다. 2~3일 저장된 정자는 질적으로나 양적으로 수태하기에 가장 적합하다.

자연율례에 따른 유산소 운동법

회춘을 위해서 당연히 적지 않은 양기를 필요로 한다. 도가에서는 인체의 3보(寶)인 정(情), 기(氣), 신(神)을 존중한다. 정(情), 기(氣), 신(神)이 풍부한 사람은 당연히 젊고 건강하며 아름답다. 이 중 하나라도 부족하면 외모가 아무리 우수하더라도 얼굴색이 좋지 않고 맥이 없어 보인다.

세포 피라미드에서 이미 '기(氣)'가 피라미드의 제일 꼭대기에 있음을 언급했다. 우리들은 신체 세포에 필요한 영양분을 순서에 맞게 섭취한 후에야 자연스럽게 기를 보양할 수 있다. 특히 기와 혈의 순환이 좋지 않은 사람은 심신의 기를 보충하는 운동을 소홀히 하면 안 된다.

심장이 빨리 뛴다고 산소가 많이 필요한 것은 아니다

그렇다면 기를 어떻게 보양할 수 있을까? 가장 기본적인 방법은 신체 각 기관의 기(氣)가 움직이도록 하는 것이다. 간단히 말하자면 유산소, 즉 몸에 산소를 공급함으로써 혈액이 산소로 충만하고, 기혈이 부드러워지며, 순환이 잘 되지 않는 부분도 소통이 잘 되도록 해야 한다.

유산소 운동은 체지방을 산화시키는 운동과는 다르다. 많은 사람은 뛰면 뛸수록, 숨이 가쁘면 가쁠수록, 혹은 심장이 빨리 뛰면 뛸수록 더 많은 산소를 받아들인다고 생각하지만 결코 그렇지가 않다. 호흡수에 따라 산소의 공급량이 달라진다. 운동을 할 때는 천천히 시작하여 갈수록 점점 빨라져야 하며 가장 중요한 것은 호흡과 조화를 이루어야 한다는 점이다. 그래야만 몸의 깊숙한 곳까지 산소를 받아들일 수 있다.

해가 뜨지 않았을 때 운동하지 말라

　운동할 때 주의해야 할 사항은 반드시 자연율례 원칙에 따라야 한다는 것이다. 해가 뜨지 않았을 때 운동하는 것은 좋지 않다. 중국의 '황제내경(皇帝內經 : 중국에 현존하는 의학이론서 중 가장 오래된 책)'에 따르면, 해가 떠오르지 않았을 때나 내장이 방금 깨어났을 때는 어떤 운동이나 훈련도 하지 말아야 한다. 이른 아침에는 신체의 혈압과 체온이 높아서 격렬한 운동을 하면 몸에 좋지 않은 영향을 끼치기 때문이다. 특히 기혈이 부족한 사람이나 노인들은 아침에 잠에서 깼을 때 너무 급하게 잠자리에서 일어나지 말고 격렬한 운동을 삼가도록 한다. 현기증이 쉽게 일어나고 심혈관에 병이 생길 가능성이 높기 때문이다.

　또한 일반인들이 산에서 운동할 때도 마찬가지이다. 해가 뜨기 전에는 산에 있는 엽록소들이 아직 햇빛을 받지 않았기 때문에 산소를 발산하는 것이 아니라 이산화탄소를 발산한다. 그래서 해가 뜨지 않은 산은 이산화탄소로 가득 차 있다. 이때 산에서 운동한다면 몸은 신선한 산소를 공급받는 것이 아니라 도리어 신체에 불필요한 이산화탄소를 흡수하게 된다. 또 운동하기 전에 반드시 아침식사를 해야 하고 배변도 이미 끝마친 상태여야 한다. 그렇지 않으면 체내에 있는 독소 때문에 운동효과가 반감된다.

자연율례에 따른 유산소 운동 5가지

- 제 1식 유전건곤 (紐轉乾坤 - 손목과 발목 운동)

　효능 : 몸의 구석까지 산소를 공급하고 신체를 부드럽게 하여 혈액순

환을 좋게 한다.

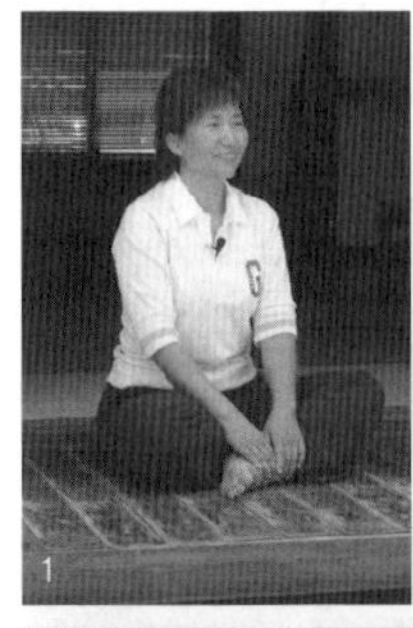
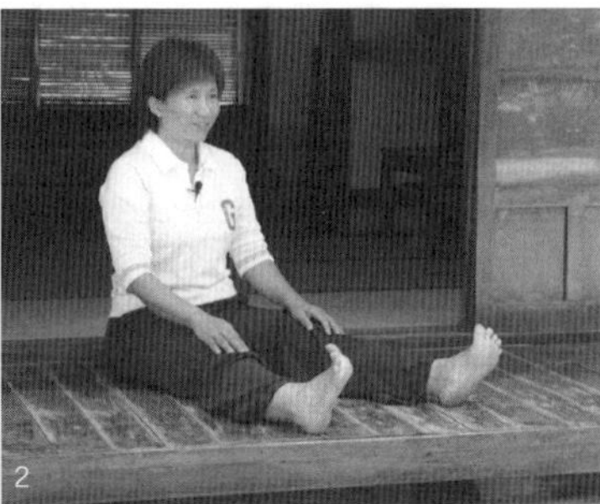
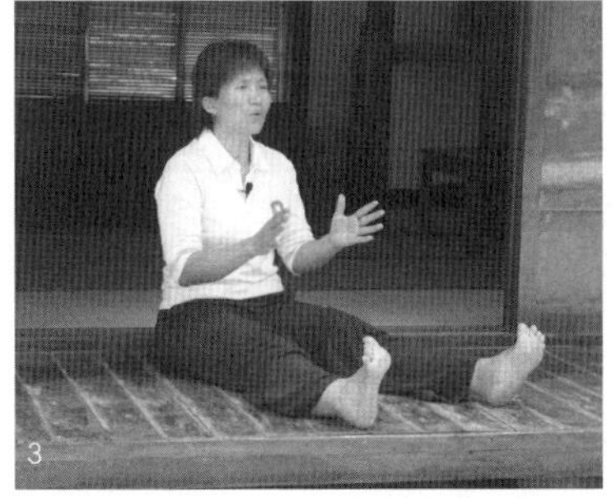

동작설명 :

1. 편하게 가부좌를 한다(가부좌가 불편하면 자연스럽게 앉도록 한다. 형식에
   너무 구애받지 말고 편한 자세로 앉도록 한다. 중환자는 누워서 해도 무방하다).

2. 두 발을 자연스럽게 앞으로 펴고 두 손은 무릎 위에 놓는다. 처음에
   는 발목을 안쪽으로 돌리다가 반대방향으로 돌린다.

3. 계속해서 발목을 돌리다가 두 손을 가슴 아래쪽에서 발과 같이 안
   으로 돌리다가 나중에는 바깥쪽으로 돌린다. 같은 동작을 반복한다.
   횟수는 사람에 따라 각기 다르게 조절할 수 있다(심장병이나 고혈압 환
   자는 손 운동을 할 때 손이 심장 위로 올라가지 않도록 주의한다).

- 제 2식 여의지(如意指 - 손가락과 발가락 운동)

효능 : 몸의 구석까지 혈액과 산소를 공급하고 전신의 혈액순환을 촉

진한다.

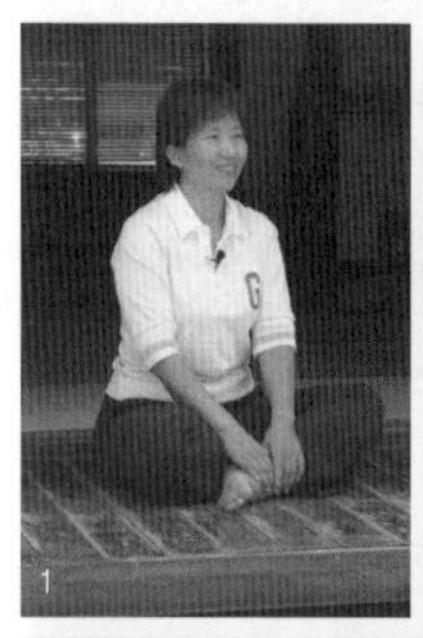 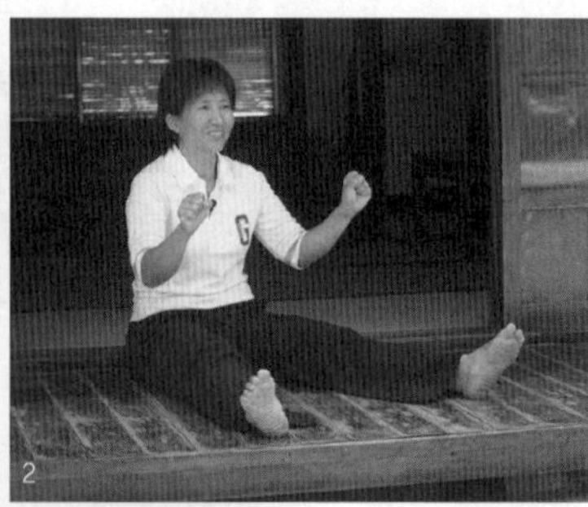

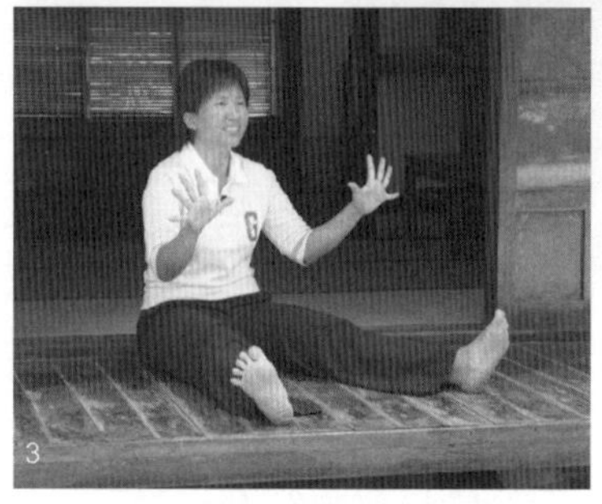

동작설명 :

1. 편하게 가부좌를 한다(가부좌가 불편하면 자연스럽게 앉도록 한다. 형식에

너무 구애받지 말고 편한 자세로 앉도록 한다. 중환자는 누워서 해도 무방하다).

2. 두 발을 자연스럽게 앞으로 펴고, 두 팔은 자연스럽게 가슴 앞에서

구부리고 손가락과 발가락을 꼭 쥔다.

3. 있는 힘을 다해서 모든 손가락과 발가락을 쫙 편다. 횟수는 사람에

따라 각각 다르게 조절할 수 있다. 단, 어깨와 허벅지 그리고 손목의

긴장을 풀고 편안한 자세로 한다.

- 제 3식 호접파익(蝴蝶擺翼 - 나비 체위)

  효능 : 전반적으로 모든 근골에 좋고 하체에 산소를 공급하며 다리 근
  육을 부드럽게 하여 다리의 노화현상을 방지한다.

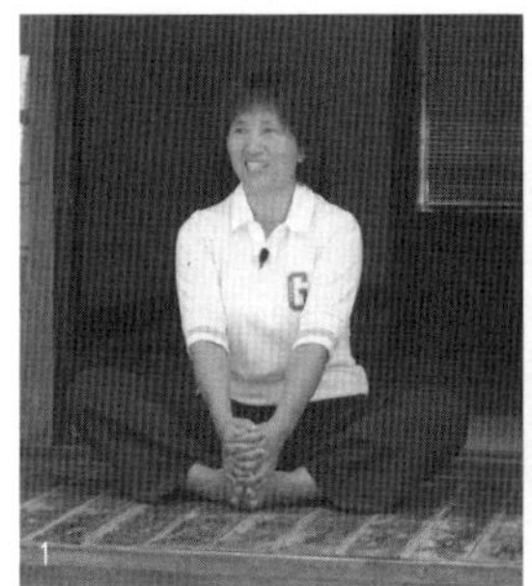 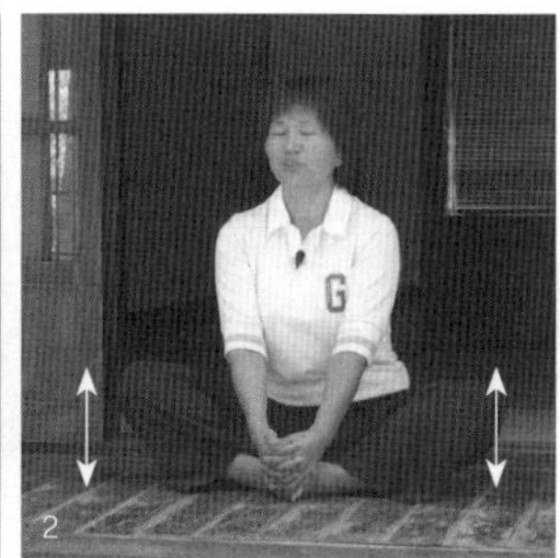

동작설명 :

1. 편하게 가부좌를 한다. 두 발바닥이 서로 닿도록 하고 양손으로 두
   발을 감싸 안는다.

2. 허벅지 안쪽 근육과 엉덩이뼈를 상하로 움직인다. 적어도 60번은
   해야 하지만, 아픈 사람들은 처음부터 너무 많이 하거나 격렬하게
   하지 말고 점차 횟수를 늘려간다.

- 제 4식 상용전배 (祥龍展背 - 등 펴기 운동)

  효능 : 척추를 똑바로 하며 조혈(造血 : 피를 만들어냄)을 한다. 척추에 산
  소를 공급하고 전신의 혈액순환을 촉진한다.

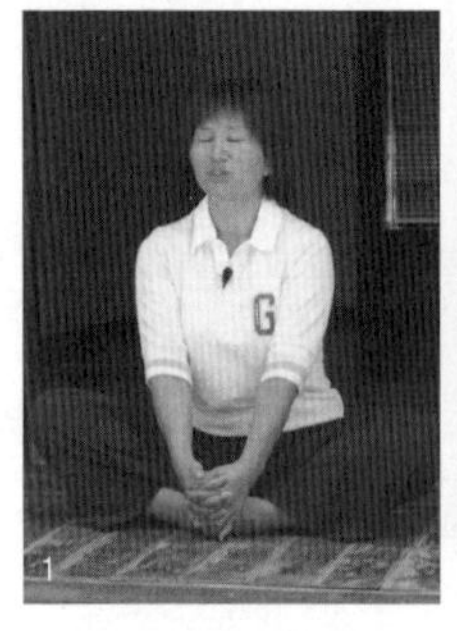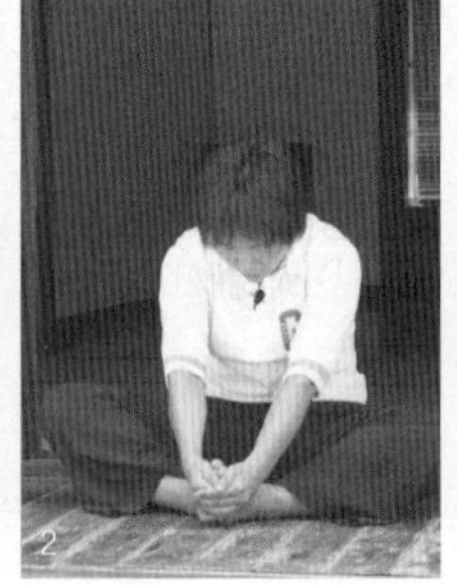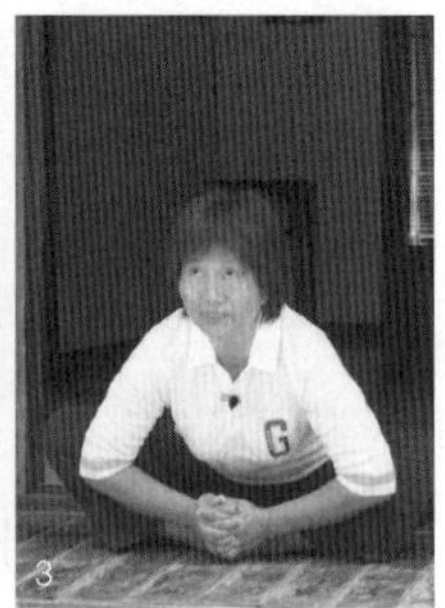

동작 설명 :

1. 편하게 가부좌를 하고 앉는다. 발바닥이 서로 닿도록 하고 양손으로 두 발을 감싸 안는다.

2. 이마가 발가락에 닿을 때까지 머리를 앞으로 숙이다가 잠시 멈춘 후, 척추의 힘을 이용해 머리와 상체를 천천히 앞으로 구부린다. 두 눈은 앞을 바라보면서 머리를 든 자세여야 한다.

3. 뺨이 발가락에 닿을 때까지 머리를 앞으로 숙이다가 잠시 멈춘 후 척추의 힘을 이용해 머리 부분과 상체를 천천히 안쪽으로 수축한다. 그런 후 천천히 머리를 들고 위를 보면서 상체를 들어올린다(동시에 동작 1로 돌아간다). 횟수는 사람에 따라 각각 다르게 조절할 수 있다.

- 제 5식 : 좌우봉원(左右逢源 – 머리를 좌우로 땅에 대기)

  효능 : 전반적으로 모든 근골에 좋고 상체에 산소를 공급한다. 또한 상반신의 혈도(穴道)를 자극하여 노화를 방지한다.

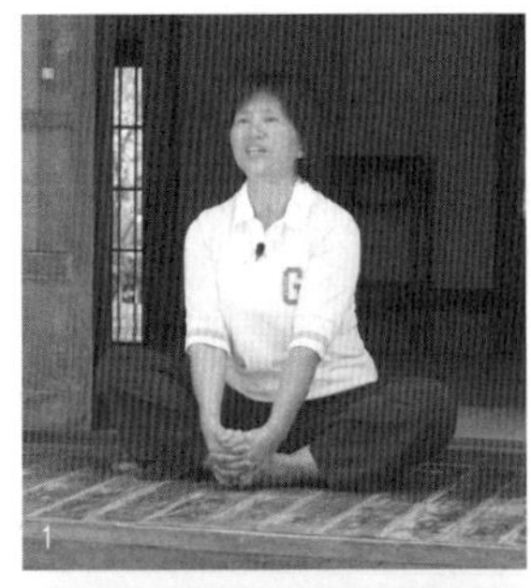

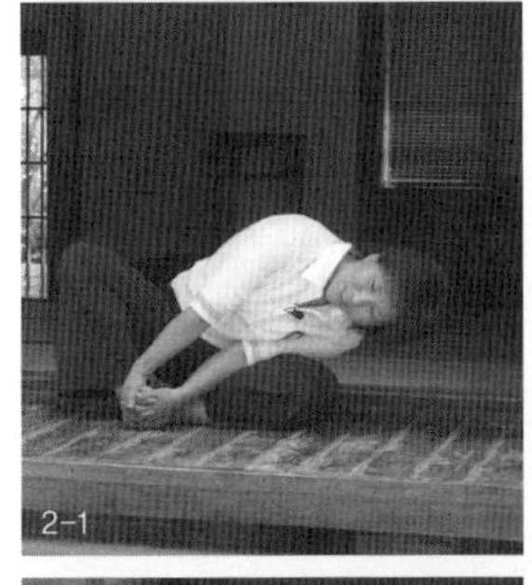

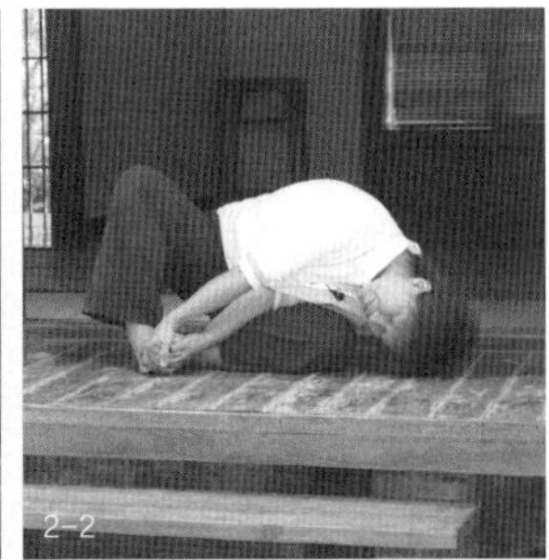

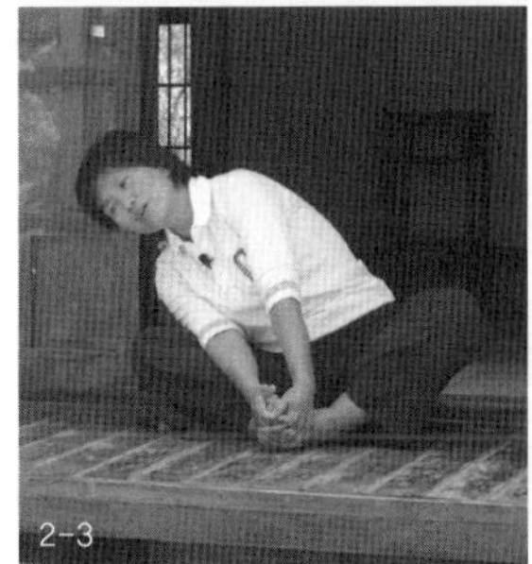

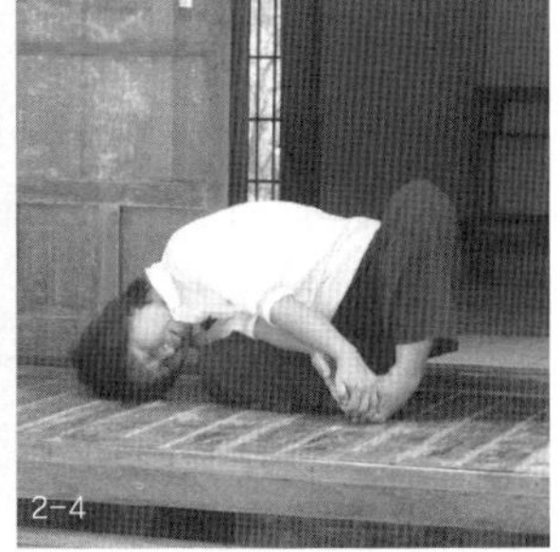

동작 설명 :

1. 편하게 가부좌를 하고 앉는다. 발바닥이 서로 닿도록 하고 양손으로 두 발을 감싸 안는다.

2. 머리가 땅에 닿을 때까지 몸을 천천히 왼쪽 옆으로 계속 숙인다. 그리고 천천히 일어난다. 똑같이 오른쪽으로 반복한다. 횟수는 사람에 따라 각각 다르게 조절할 수 있다.

5장

간 보호와 간 치료

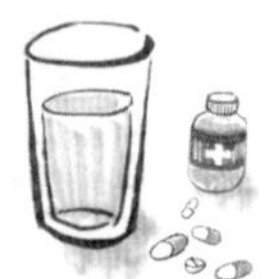

간이 나쁘면 인생이 바뀐다

밤에는 간을 쉬게 하라

"이제 겨우 40살밖에 되지 않았는데 간암에 걸렸다니! 게다가 간암에 걸린 지 1년도 되지 않아 죽다니⋯." 한 수강생이 비통에 잠겨 한 말이다. 그녀는 2년 동안 보지 못한 친구가 어느 날 죽었다는 소식을 들은 것이다. 더군다나 어린 자식들을 두고 세상을 떠나 주위사람들이 더욱 안타까워했다고 한다.

또 다른 수강생은 오래 전에 돌아가신 어머니를 그리워하면서 이렇게 말한다. "어머니가 젊은 나이인 40살에 간암으로 돌아가셨어요. 지금도 웨딩드레스 입은 저의 모습을 어머니가 보지 못한 것이 한이 됩니다." 모든 것을 어머니와 함께하고 싶었지만 자신이 자라는 것을 보지 못하고 어머니는 세상을 떠났다고 슬픈 표정으로 말했다.

많은 사람이 간질환으로 고생한다. 그래서 주위에서 간 때문에 고생하는 사람들의 이야기를 자주 듣는다. 나 또한 13살 때 간담증에 걸려 거의 죽었다 살아났던 경험이 있기에 간질환에 걸렸을 때의 심정과 후유증을 잘 알고 있다.

'간에서 계략이나 술수가 나온다'라는 말이 있다. 간 기능이 좋지 않으면 늦은 밤까지 온갖 잡생각이 떠나질 않는다. 잠을 잔다고 하더라도 두뇌는 쉬지 못하고 끊임없이 바쁘게 움직일 것이다. 밤에 깊은 잠을 자지 못하므로 낮에 정신이 멍하거나 혹은 참을 수 없을 정도로 피곤하거나 어떤 일을 해도 적극적으로 하지 못한다. '밤에는 만 리 길을 가지만 날이 밝으면 반도 채 가지 못한다'라는 대만 속담은, 밤에는 온갖 아이디어와 계획을 생각해내지만 날이 밝으면 마음이 변해 아무것도 하지 않는 것을 의미한다. 이것은 간이 좋지 않은 사람들을 가장 적절하게 표현한 말이다.

화를 내거나 참는 것은 간을 상하게 한다

한의학에서 '간의 상태가 눈으로 나타난다'라는 말이 있다. 그래서 화가 났을 때 눈이 쉽게 충혈되거나 입이 마르고 쓰다. 반대로 화가 나지 않을 때는 무료해지거나 맥이 없고, 혹은 노곤해지는 등 여러 가지 증상이 일어난다. '화가 났다' 혹은 '노발대발하다'라고 하는 것은 간이 나쁜 사람들이 간기가 쉽게 올라와 화를 내기 때문이다. 이들은 가슴앓이나 구토, 혹은 설사 같은 증상을 자주 겪고 또한 아무것에나 쉽게 자극을 받을 뿐더러 성격이 충동적이며 자극을 받으면 잠을 제대로 자지 못한다.

이처럼 쉽게 화를 내면 간이 상하게 한다. 간이 나쁘면 화가 쉽게 나고, 화를 쉽게 내면 간을 상하게 하는 이 두 가지 현상이 서로 영향을 주어 악순환이 일어난다. 간질환을 멀리 하고 싶으면 우선 간을 편하게 해야 한다. 그러려면 자신의 감정을 다스려 자주 화를 내지 않도록 한다.

화를 내지 말라는 것은 화를 참으라는 것이 아니다. 울화를 참는 것은 간을 상하게 하기 때문에 상황을 객관적·긍정적으로 판단해서 마음을 비우라는 뜻이다. 신주 시에 사는 40대의 한 엔지니어는 2년 전 간암 수술을 받았다. 수술 후 몸무게가 많이 줄어 42kg밖에 되지 않았다. 한번 죽을 고비를 넘긴 후, 자연율례 강의가 암환자들에게 많은 도움이 되었다는 소문을 듣고 부인에게 자기 대신 자연율례 과정을 배우라고 했다. 강의를 들은 부인은 남편이 반드시 강의를 들어야 한다고 적극적으로 권유해 결국 그를 나에게 데려왔다. 나는 그와 대화하다가 그가 간울(肝鬱), 즉 간기(肝氣)가 쌓이는 것을 방치하여 간암에 걸렸음을 알게 되었다.

그는 지금까지 살아오면서 자신의 감정이나 울화를 억제하지 않았다고 생각했기에 내 말을 처음에는 믿지 않았다. 더군다나 자신의 병이 성격 때문이라는 것을 더더욱 부정했다. 하지만 그는 곰곰이 생각한 후, 자신이 지독한 완벽주의자이며 어떤 일을 당했을 때 자신의 감정을 다른 사람들에게 전혀 보이지 않는다는 것을 알게 되었다. 회사 일로 인해 많은 스트레스를 받지만 퇴근하여 집에 오면 전혀 내색하지 않고 아무 일도 없는 것처럼 웃으면서 지냈다. 부인은 물론 어느 누구에게도 자신의 답답한 심정을 속 시원하게 털어놓지 않았음을 깨달았다.

성격이 건강에 가장 많은 영향을 준다는 것을 이해한 후, 그 다음날부터 자연율례 고구마 식사를 실행했다. 그 후 기분이 좋지 않거나 불쾌하면 자신의 마음을 비우고 감정을 조절하려고 노력했다. 7~8개월이 지난 후 그의 안색은 몰라보게 좋아졌고 체중도 48kg으로 늘었다. 하지만 가장 중요한 것은 자신이 간암에 걸린 원인이 무엇인지 알고 그것들을 조절하기 시작했다는 점이다. 현재 그는 예전보다 건강해지고 아이들과의 관계도 훨씬 좋아졌다. 비록 아이들이 까다로운 사춘기에 접어들었지만 매일 아이들이 등교할 때면 손이라도 잡아줌으로써 그들에 대한 사랑과 관심을 보여주려고 노력한다.

병을 치료하려면 우선 간부터 치료하라

대개 모든 질병의 원인은 간과 많은 연관이 있다. 과거에는 병을 치료하려면 우선 위부터 치료해야 했다. 왜냐하면 옛날 사람들은 배불리 먹지 못했거나 음식을 부실하게 먹어 위장이 자주 탈이 났기 때문이다. 하지만 먹을거리가 풍부한 요즘에는 먹지 못해서가 아니라 잘못된 생활습관과 주위환경에서 오는 스트레스로 인하여 간의 부담이 커지게 되었다. 과도한 스트레스와 피로는 많은 질병을 유발하기 때문에 병을 치료하기 전 우선 간기(肝氣)부터 치료해야 한다.

간은 담낭, 비장, 장 그리고 위의 기능에 많은 영향을 미칠 뿐 아니라 유방암, 자궁암, 심지어 성기능 장애에도 연관돼 있으므로 우선 간을 치료해야 한다. 왜냐하면 간경락은 엄지발가락의 대둔혈에서 시작되어 다리의 내측을 따라 올라와 생식기에 있는 오리혈(여자는 태충혈)을 감싸고 돌며, 아랫배를 지나 위를 끼고 올라와 간으로 들어간다. 즉, 간의 기운은 생식기와 이어져 있어, 간의 기가 정체되다 보면 여성의 경우에는 유방과 자궁의 기능이 영향을 받는다. 이는 경락을 통해서 간의 기가 계속해서 젖꼭지로 흐르기 때문이다. 그리고 내려오면서 생식기와 유방을 돌기 때문에 이 부분의 기관에 영향을 준다. 그래서 유방암이나 생리불순, 난소낭종, 혹은 성기능이 좋지 않을 때 보통 간을 먼저 치료한다. 만약 여자가 월경을 시작할 때, 가슴이 커지거나 가슴 아래에 통증이 있거나, 혹은 남자인 경우에 어깨뼈가 쉽게 아프면 간기가 막혀 가슴이 답답한 현상이 있으니 조심해야 한다.

약(葯) 대신 약(藥)을 사용하라

약(葯)은 간장의 최대 적이다

1장에서 나는 약(葯)과 약(藥)이 다르다고 이미 언급했다. 약(藥)은 사람들을 기쁘게 하는 것이고, 약(葯)은 신체를 구속하는 작용을 한다. 질병을 멀리하고 싶다면 당연히 약(葯)을 먹지 말고 약(藥)을 먹어야 한다. 이런 까닭에 다시 약(藥)과 약(葯)이 다르다는 것을 재차 강조하는 것이다. 또한 이 두 가지를 얼마나 정확하게 사용하느냐에 따라 신체 건강에 많은 영향을 준다. 약(葯)은 간 기능을 위협하는 최대의 적이다. 특히 화학물질로 제조된 질이 좋지 않은 약들은 더욱 더 간을 상하게 한다.

간장은 독을 해독하는 공장이지만 약(葯)물의 독성을 전혀 분해하지 못해 중독되어 약(葯)물성 간염을 초래할 수 있다. 약물성 간염은 병독성

간염과 마찬가지로 초기에는 어떤 통증도 전혀 느끼지 못한다. 하지만 심한 경우에는 급성 혹은 만성간염, 지방간, 간경화 혹은 간이 쇠약해지거나 심지어는 간암에 걸릴 수 있다. 그 중 가장 위험한 것은 급성간염이다. 그렇기 때문에 항상 간을 보호하고 치료해야 한다. 무엇보다도 함부로 약을 먹지 말아야 한다.

어떤 약(藥)은 정상적으로 조제를 해도 사람에 따라 과민반응을 일으킬 수가 있다. 약으로 인해 부작용이 일어날 때, 간에 어떤 피해를 주는지는 정말 예측할 수 없다. 예를 들어 경련을 방지하는 약 때문에 어떤 사람에게 과민반응이 일어났다고 하자. 그 후유증은 당장 나타나지 않고 몇 주가 지난 후 피곤하거나, 몸에 열이 나거나 혹은 홍역 같은 증상으로 나타난다.

밤에 잠을 자지 않는 것은 미련한 짓이다

간을 어떻게 보호하고 치료하느냐는 질문을 받을 때마다 "당신의 생활습관은 어떻습니까?"라고 반문한다. 자주 밤을 샌다고 하면, "미안합니다. 당신을 도울 수가 없네요"라고 대답한다. 간을 치료하는 것은 어렵지 않으나 간을 치료하기에 가장 좋은 방법은 자연율례에 따른 정상적인 생활이기 때문이다.

자연율례 강의를 듣는 수강생들 중 많은 사람이 사회적으로 성공한 사람들이다. 그러나 치열한 경쟁사회에서 오는 스트레스로 인하여 그들의 건강은 많이 상해 있는 편이다. 어느 날 모 기업에 근무하는 한 수강생이 친구를 데려왔다. 대단한 미인인 그녀이지만 얼굴에는 한 수심이 가득 찼고 초조해 보였다. 그녀 남편이 얼마 전부터 가슴과 배의 통증을 느껴 검사를 받았더니 간경화란다. 그녀는 언제 간경화가 악화될지 몰라 불안하다고 했다.

"남편께서 늦게 주무십니까?"라고 물으니 고개를 끄덕인다. 그녀의 남편뿐만 아니라 성공한 많은 사업가들은 산더미처럼 많은 업무와 손님 접대 그리고 잦은 출장으로 인해 많은 스트레스를 받는다. 게다가 밤늦게까지 일하는 부인을 매일 데리러 오기 때문에 두 사람은 자연스럽게 야행성 인간이 되었다.

"지금의 생활방식을 바꿀 수 있습니까?"라고 물으니 마지못해 고개는 끄덕이지만 자신이 없어 보였다. 나중에 남편의 건강을 위해 회사를 그만두었다는 소리를 들었을 때, 그녀와 그녀 남편에게 모두 잘된 일이라고 생각했다. 그녀의 의지와 노력으로 남편의 병을 고칠 수 있을 것이라고 확신한다.

나는 그녀 남편에게 반드시 9시 전에 취침하라고 했다. 왜냐하면 간경락이 운행하는 시간은 자정이기 때문이다. 그래서 자정에는 반드시 완전한 숙면상태에 있어야 간과 쓸개가 충분한 휴식을 취할 수 있다. 한방에서는 '누우면 피가 간으로 돌아간다'라는 말이 있다. 휴식을 해야만 혈액이 간으로 들어가 간장을 보양할 수 있고 쉬게 할 수 있다는 말이다. 자연율례의 간단한 식사법을 따르면 서서히 좋은 효과를 볼 수 있을 것이다. 그 후 그들은 자연율례를 열심히 실천했다. 그녀의 말에 따라 남편은 매일 10시 전에 취침하고 아침 6시에 일어나 그녀가 해주는 고구마 식사를 꾸준히 했다. 얼마 후 남편의 병뿐만 아니라 그녀 자신의 안색 또한 많이 좋아졌다.

야행성 인간은 간이 나쁠 수밖에 없다

하지만 모든 사례가 이처럼 긍정적인 것만은 아니다. 간염 증상이 있거나 간 기능이 좋지 않은 것을 알면서도 건강을 위해서 여전히 생활습관을 바꾸지 못하는 사람들이 많다.

많은 사람이 간기울결(肝氣鬱結 : 간기가 원활하게 소통되지 못하고 한곳에 몰려 있는 증상. 과로나 정신적인 스트레스가 지속되면 우리 몸에서 간기가 엉겨 울체가 된다. 간의 기운이 정체되다 보면 크게 세 가지 문제가 생기는데, 첫째는 소화기의 문제요, 둘째는 간과 관련된 경락의 문제요, 셋째는 가슴·어깨·머리 등 인체의 상부의 문제다)이 걸려 평소에 가슴이 답답하고, 신경이 예민해져 쉽게 화를 내거나, 눈에는 가벼운 황달기가 있고, 숙면을 못하거나 꿈을 많이 꾼다. 이런 증상이 일어나도 여전히 밤샘을 하거나 평소와 마찬가지로 밤 늦게까지 술을 먹거나 혹은 인터넷에 매달린다면 간을 더욱 상하게 한다.

사람들이 그렇게 자신의 건강을 소홀히 대하는 것을 보면 참으로 가슴이 답답하다. 어떤 힘든 상황에도 간이 불평하지 않는다고 착각하면 안 된다. 간에 이상이 생겨도 별다른 증세가 없고 어떤 통증도 느끼지 못하기 때문에 많은 사람이 간을 소홀히 생각한다. 하지만 일단 간에 이상이 생겼다면 그것은 이미 거의 치료가 불가능한 상태를 의미한다.

아침식사를 대변으로 대신하지 말라

야행성 생활에서 가장 우려되는 일은 '아침식사를 대변으로 대신한다'는 것이다. 이들은 늦게 자고 늦게 일어나기 때문에 대개는 아침식사를 거른다. 아침 5~7시까지 대장 경락이 활동하는 시간이기에 대장은 이때 반드시 양분을 섭취해 하루의 활력을 얻어야 한다. 만약 위장이 양분을 공급받지 못하면 아직 몸 안에 남아 있는 대변에서 양분과 수분을 얻을 수밖에 없다. 이때 몸이 흡수하는 것은 양분이 아니고 대변에 있는 독소라는 것을 알아야 한다.

'아침식사를 대변으로 하는' 현상은 위장에만 나쁜 영향을 주는 것이 아니라 간장에도 많은 부담을 주기 때문에 우리 몸에 백해무익하다. 야행성 인간들은 아침식사를 거르는 것을 결코 가벼이 여겨서는 안 된다. 정상적으로 아침식사를 하고 정상적으로 배변하는 것이 간을 보호하는 가장 중요한 비결이다.

음식 뒤에 숨어 있는 검은 그림자

차가운 술은 간을 상하게 한다

나를 잘 아는 수강생들은, 나에게 회춘 생강술을 10잔이라도 마시라고 하면 군말 없이 마시는데 차가운 술을 마시라고 하면 한 모금도 마시지 않는다는 것을 모두 안다. 같은 술인데 나의 반응은 왜 그렇게 다른가? 한번 끓인 술은 알코올 성분이 아주 적기 때문이다. 하지만 차가운 술에 있는 알코올은 간장에 심한 부담을 준다. 술에 들어 있는 알코올의 90%는 간장이 분해하고 대사(代謝)한다. 대사과정에서 지방산을 이용하기 때문에 지방산이 많이 감소하여 과다한 유산과 글리세린을 조성하여 간세포에 쌓이게 된다. 오래 되면 간에 지방이 쌓여 사람들이 말하는 지방간이 된다. 그래서 술을 오랫동안 습관적으로 마시는 사람들은 지방간에 잘 걸린다. 심해지면 간염이나 간경화, 심지어는 간암에 걸리기도 한다.

무서운 황국(黃麴 : 누런 누룩) 독소

술 이외에 식물도 간병을 초래하는 원인이 될 수 있다. 먹지 말아야 하는 음식을 먹으면 간이 음식물의 독소를 없애는 데 많은 부담을 주고 오랜 시간이 지나면 간을 많이 상하게 한다. 모든 사람들이 알다시피 황국 독소는 간암과 연관이 있다. 황국 독소는 곰팡이에서 분비되는 일종의 독소인데 차가운 지방에서는 볼 수 없다. 하지만 대만처럼 무더운 나라에서는 자주 황국 독소를 볼 수 있다. 특히 쌀, 보리, 수수, 옥수수, 땅콩 그리고 콩 종류 등이 쉽게 상한다. 그 외에 두유, 미소(일본된장), 청국장 그리고 취두부(중국음식의 하나로 고약한 냄새가 나는 두부를 말한다) 등과 같은 것들은 황국 독소가 쉽게 생긴다.

이런 이유로 해서 사람들에게 대만의 기후환경에는 되도록 신선한 음식을 많이 먹어야 한다고 사람들에게 자주 말한다. 대만보다 차가운 지방에 사는 일본사람들은 왜된장 같은 것들이, 한국 사람에게는 김치가 적합할지 모르지만 대만 기후에는 이런 음식들이 적합하지 않다. 왜냐하면 대만은 무더운 기후이기 때문에 오래 저장하거나 소금에 절인 음식들은 황국 독소가 생길 가능성이 커 대만 사람들에게는 적합하지 않다. 대자연은 대만사람에게 필요한 신선한 음식물을 이미 충분하게 주었다. 그래서 대만에서는 되도록 자신에게 맞고 몸에 이로운 신선한 음식을 먹도록 해야 한다. 오래 저장하는 음식은 먹을 필요가 전혀 없다.

또한 신선한 야채와 과일에는 간 기능에 도움을 주는 비타민이 많이 함유되어 있다. 그러므로 아열대지방에 있는 대만사람들이 많이 먹어야 하는 것은 당연히 생야채와 과일이지 추운 지방에 적합한 왜된장이나 김치가 아니다.

부적합한 기름, 단백질 그리고 첨가제

이외에도 기름과 단백질은 간장기능에 막대한 영향을 끼친다. 질이 나쁜 기름기와 단백질은 독소를 발생하기 때문에 간에 많은 부담을 준다. 세포 피라미드에서 기름을 정확하게 사용하는 방법에 대해서 이미 언급한 것처럼, 여름에는 되도록이면 생야채를 먹거나 버무려 먹고, 겨울에는 약간의 동물성 기름으로 야채를 볶도록 한다. 많은 주부들이 '식물성 기름이 건강에 좋다'고 생각하여 음식을 볶거나 튀길 때 식물성 기름을 사용한다. 그렇지만 식물성 기름은 고온에 쉽게 파괴되어 독소를 발생하기 때문에 오히려 간에 해를 끼친다.

단백질도 마찬가지이다. 고온에서 삶거나 끓인 저질 단백질은 위장이 소화하고 흡수하는 데 두 시간 이상이 걸리므로 많은 부담을 준다. 위장이 쉬지 못하기 때문에 간 또한 쉬지 못한다. 그럼으로써 간의 기능과 운행에 나쁜 영향을 준다.

첨가제 속에 있는 화학성분 또한 간의 큰 적이다. 예를 들어 빵에 들어가는 이스트, 가공식품에 쓰이는 향료, 방부제 등 이런 것들은 간에 많은 피해를 주고 결국 인체에 나쁜 영향을 끼친다.

간에 치명적인 것

1. 약(藥)
2. 내층 피부막의 신진대사를 저지하는 것(가래, 기침 등을 막는 것)
3. 늦게 자고 늦게 일어나 아침식사를 거르고 배변하지 못하는 것
4. 황국 독소를 먹는 것
5. 섬유질과 비타민 부족, 부적당한 기름과 저질 단백질을 섭취하는 것
6. 가공음식이나 인공첨가제를 먹고 차가운 술을 마시며 밤참을 먹는 것
7. 부적당한 가치관, 급한 성격, 울화를 억제하는 것, 과로
8. 지나친 성생활
9. 천성적으로 약하게 태어남
10. 잘못된 사랑

잘못된 사랑

　내가 강조하고 싶은 또 다른 사항은 잘못된 사랑인데, 이것 또한 간을 상하게 하는 주요 원인이 될 수 있다. 자연율례를 이해하기 전에는 가족들에게 야식이나 밤참 해주기를 좋아했다. 밤늦게 귀가하는 남편을 위해 따듯한 국물이 있는 밤참을 준비하고 그것을 먹는 남편을 보는 것이 나의 행복이었다. 하지만 이 행복한 그림 뒤에는 커다란 문제가 도사리고 있다. 밤참이나 야식이 신체기관에 아주 나쁜 영향을 준다는 것이다.

　자연율례에 따르면, 밤에는 잠을 잘 시간이므로 모든 경락과 기관이 이미 깊은 수면 상태에 들어가 있다. 그런데 이때 밤참을 먹으면 이미 쉬어야 할 신체기관인 위장, 간 그리고 콩팥이 쉬지 못하고 계속 일을 해야 한다. 쉬어야 할 때 쉬지 못하고 계속 일을 한다면 어찌 간, 위장 그리고 콩팥이 상하지 않겠는가?

　많은 여성들이 열심히 일하는 남편이나 가족을 위하는 마음은 알지만, 밤참으로 그들에게 사랑과 관심을 표현하는 것은 잘못이다. 잘못된 사랑은 해를 줄 수도 있다.

6장

위장 보호와 위장 치료

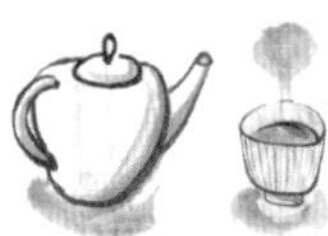

스트레스가 위를 상하게 한다

여자의 스트레스

세상이 갈수록 좋아지고 있다고 하지만 다른 사람들과 좋은 관계를 유지하기는 쉽지가 않다. 게다가 극심한 경쟁사회에서 오는 스트레스는 갈수록 커지고 현대인들은 자신의 감정을 지나치게 억제하기 때문에 기분이 가라앉을 때가 많다. 그런데도 많은 사람이 위와 건강이 점점 나빠진다는 것에 대해서 그다지 신경 쓰지 않는다.

신주 시에 사는 한 공무원은 강의시간에 자신의 이야기를 했다. 결혼한 후 지금까지 시어머니를 모시고 사는 그녀는 매일 긴장 속에 산다고 한다. 행여 시어머니가 부엌이라도 들어가면 하던 일을 멈추고 급하게 부엌으로 들어가 시어머리를 도와드린다고 한다. 시어머니가 설거지를 하면 그릇을 빼앗아 자신이 하고, 시어머니가 걸레를 가지고 마루를 닦

으려 하면, 걸레를 빼앗아 자신이 했다고 한다.

모든 사람들이 그 광경을 상상하면서 웃었지만 그들 또한 그녀와 비슷한 경험이 있기 때문에 남의 일 같지가 않았다. 내가 결혼할 때, 어머니는 나를 조용히 불러 "시집가서 시어머니가 행여 소리 지르시면 너는 항상 작은 소리로 대답하라"고 신신당부하셨다. 그 말은 며느리의 역할과 분수를 알아야 한다는 것이었다. 시어머니가 하나라고 하면 하나이고 둘이라고 하면 둘이라 믿고 말대답을 하지 말라는 의미였다.

나뿐만 아니라 많은 여자들이 이런 비슷한 경험을 했을 것이다. 교육을 많이 받았건 잘나가는 커리어 우먼이건, 여자라면 전통적인 예의범절에 구속될 수밖에 없기 때문에 '작은 소리로 말하거나' 혹은 '자신을 낮추는' 것이 며느리로서 지켜야 할 태도라고 생각한다. 그렇기 때문에 많은 여자들이 어쩔 수 없이 자신의 감정을 억제하면서 살아간다. 이렇게 끊임없이 자신의 감정을 억제하면 위장을 상하게 할 뿐이다!

남자의 스트레스

그렇다면 요즘 남성들은 어떠한가? 무섭게 변화하는 생존환경 속에서 남성들의 책임과 부담은 갈수록 무거워졌다. 전자회사에 다니는 신주 시의 한 수강생은 많은 연봉과 높은 직위 때문에 다른 사람들의 부러움을 사고 있지만 그것이 하나의 겉치레밖에 되지 않는다는 것을 알고 있다. 연봉과 직위를 위해서 그가 얼마나 많은 체력과 정력을 쏟았으며 그로 인해 받는 스트레스가 얼마나 많은지 알기 때문이다. 매일 크고 작은 회의, 산더미 같은 하루 스케줄, 잦은 출장과 야근은 당연한 일과가 되었고,

심지어는 공휴일에도 가족들과 시간을 보내는 대신 회사에 출근해 회의 준비를 해야 했다.

스트레스가 많이 쌓여 건강이 갈수록 나빠졌지만 남자로서 가져야 하는 책임의식과 사명감에 사로잡혀 한번도 피곤하다고 불평하지 않았으며 심지어 가족에게조차 힘든 내색을 하지 않았다. 그러던 어느 날 드디어 몸이 거부반응을 일으키기 시작했다. 위가 견딜 수 없을 정도로 아파 병원에 입원한 후에야 그동안 자신이 삶에서 가장 중요한 것을 소홀히 했다는 것을 알게 되었다. 지금까지 너무 정신없이 살아오면서 몸이 전하는 메시지를 귀담아 듣지 않은 것을 후회했다.

스트레스가 위를 상하게 한다

보통 긴장하거나 스트레스를 많이 받게 되면 위액이 다량으로 분비된다. 이렇게 다량으로 분비된 위액은 위 근육을 강하게 수축시켜 위경련을 일으키고 심한 통증을 유발한다. 이런 까닭에 정서가 불안정한 사람들은 대부분 위가 좋지 않다.

나의 경험을 비춰볼 때 울화를 억누르거나 심한 스트레스, 걱정, 혹은 근심 같은 정신적인 문제들이 잘못된 식생활로 인한 것보다 위에 훨씬 더 심각한 영향을 준다. 성격이나 사고방식을 제어하기란 음식을 조절하기보다 훨씬 더 어렵기 때문이다. 식생활이나 생활습관은 짧은 시간 내에 바꿀 수 있지만 사람의 성격이나 사고방식은 그럴 수가 없다. 그래서 강의할 때마다 위를 튼튼히 하고 싶으면 식생활을 조절하기 전에 울화를 억누르지 말고 근심과 걱정을 떨쳐내라고 한다.

그렇다면 어떻게 해야 마음의 평화를 얻을 수 있을까? 그러기 위해서는 우선 자기 자신을 사랑하는 법을 배워야 한다. '자신을 사랑하지 않는 사람은 하느님도, 염라대왕도 그를 망하게 한다'라는 말이 있다. 하지만 자신을 사랑한다는 것이 이기적인 행동이라고 생각하는 사람들이 많다. 좋지 않은 일이 일어났을 때 이기적인 사람이라는 말을 들을까봐 자신의 마음을 충분히 표현하지 못하는 경우도 많다. 사실 자신을 사랑한다는 것은 다른 사람을 사랑한다는 것과 같은 말이다. 자신을 사랑하지 않으면서 다른 사람을 진정으로 사랑할 수 없기 때문이다.

과거에는 내 자신을 사랑하라고 스스로 일깨우곤 했다. 이제는 만나는 모든 사람들에게 '좋아하는 것과 기꺼이 하는 것' 중 좋아하는 것에 중점을 두어야 한다고 말한다. 많은 사람이 이 말을 듣고 위안을 얻지만 대개는 자신이 좋아하지 않는 것들이라도 기꺼이 해야 하기 때문에 정작 자신이 좋아하는 것을 소홀히 하게 된다.

수강생들에게 "현모양처나 훌륭한 남편이라는 말을 듣지만, 결국 많은 스트레스 때문에 암에 걸렸다면 그럴만한 가치가 있을까?"라고 자주 묻는다. 물론 며느리가 어른을 공경하는 윤리관을 부인하거나 직장에서 열심히 일하지 말라는 것이 아니다. 단지 내가 강조하고 싶은 것은 자신의 감정이 건강에 영향을 끼치는지 주의하라는 것이다. 자신에게 너무 많은 것을 요구하기 때문에 스트레스가 쌓이고 혹은 울화를 억지로 참는 습관 때문에 결국에는 위와 건강을 해치게 된다.

또한 서로 감정이 틀어질 때까지 자신의 불만을 가슴에 품지 말고 그때그때 반드시 풀도록 한다. '사람을 만나면 사람 말을 하고, 귀신을 만나면 귀신 말을 하라'고 사람들에게 수없이 말한다. 이 말은 참으로 일리가 있다. 서로의 마음을 상하지 않고 자신의 생각이나 느낌을 솔직히 말한다면 직장을 포함한 모든 인간관계에서 편안함을 얻을 수 있을 것이다. 집안에서 가족끼리도 마찬가지이다. 또한 더 이상 자신의 감정을 억누르지 않으므로 위를 상하지 않게 되니 서로서로 좋은 일이다.

잘못된 식생활 습관이 위장을 망친다

위와 장을 담당하는 내과의사들의 병원이 문전성시를 이룰 것이라는 말을 자주 한다. 현대인들의 정서가 불안정하기뿐만 아니라 긴장과 스트레스 그리고 불규칙한 식생활로 인해 위장이 많이 상하기 때문이다.

급하게 먹는 식사는 백해무익하다

옛날사람들이 '먹을 때는 왕처럼 먹어라!'라고 말했듯이 식사할 때는 모든 것을 마음에서 비우고 편안하고 즐거운 마음으로 해야 한다. 하지만 바쁜 현대인들은 자주 식사를 거른다. '시간이 없어 식사를 하지 못했다'는 말을 많이 한다. 심지어는 한 손에 샌드위치를 들고 다른 한 손으로 컴퓨터 마우스를 움직이는 사람들도 많다.

너무 바쁘고 급해서 음식을 제대로 씹지 않고 통째로 꿀꺽 삼키거나 혹은 음식을 그저 입 안에 쑤셔 넣는다. 즐거워야 할 한 끼 식사가 시간

낭비처럼 여겨지고, 오래 씹고 천천히 삼키는 습관이 하나의 사치스러운 일이 되어버렸다. 위가 이런 푸대접과 고통을 견디어낼 수 있다고 생각하는가? 급하게 식사를 하면 할수록 위장에 무리가 가 결국에는 위장이 항의하기 시작할 것이다.

사실 식사 시간이 길 필요는 없다. 식사 시간이 너무 길면 오히려 비장에 부담을 준다. 한 끼 식사는 20~40분 이내에 오래 씹어서 천천히 삼켜야 한다. 또한 입 안에 있는 음식을 충분히 씹어 침과 섞이도록 한다. 음식물이 침 속에 있는 소화요소에 의해서 분해되고, 분해된 식물은 식도를 통해 위로 들어가 소화 · 흡수된다.

반드시 기억해야 할 것은 항상 자신 스스로 건강에 신경 써야 한다는 점이다. 그래야 신체도 스스로를 소중히 여기기 때문이다. 매일 해야 할 일은 끝이 없겠지만 우리가 가지고 있는 위장은 단 하나뿐이다. 급하게 먹는 습관은 얻는 것보다 잃는 것이 더 많고 단 하나뿐인 위장을 상하게 할 것이다.

뜨거운 음식은 위장을 상하게 한다

위장을 상하게 하는 잘못된 식생활 습관 중 하나가 뜨거운 음식을 먹는 것이다. 많은 사람이 뜨거운 커피나 차를 즐겨 마신다. 중국 사람들은 추운 겨울에 여럿이 모여 뜨거운 김이 나고 맛있는 냄새가 나는 훠궈(火鍋 : 샤브샤브와 비슷한 중국 음식)를 무척 즐긴다. 또 한국 사람들은 여름이나 겨울에 뜨거운 국이나 찌개를 즐겨 먹는다. 사람들은 대부분 뜨거운 음식이 몸에 이롭다고 생각한다. 하지만 몇 번을 반복해서 음식을 데우거나 끓이면 국이나 찌개 속에 있는 대부분의 영양분이 파괴된다. 또 오랫동안 음식을 끓이면 변질되기 때문에 대부분의 소화기관에 막대한 부담을 줄 수밖에 없다.

뜨거운 음식은 구강암, 식도암, 심지어 위암의 원인이 된다는 연구결과가 나와 있다. 뜨거운 음식은 구강을 쉽게 상하게 하고 식도, 위장의 점막에 나쁜 영향을 끼친다.

국과 디저트, 과일은 식전에!

그 외에 알아야 할 또 다른 주의사항은 식사 순서이다. 한국인이나 중국인들은 대개 밥, 야채 그리고 고기를 먹은 후 과일이나 디저트를 먹는 습관이 있다. '식사하기 전 국이나 수프를 적당하게 먹으면 어떤 양약보다 좋다'는 말처럼 위장을 위해서 국을 마신 후 식사를 하는 것이 가장 이상적인 식사 순서이다.

전통의학에 의하면 식사 전에 국이나 국물 종류를 마시면 소화기관을 부드럽게 하고 건조하지 않도록 한다고 한다. 현대의학이 보는 관점도 이와 유사하다. 서양의학에서도 식사 전에 적당한 양의 국이나 수프를 먹어 소화기관을 부드럽게 하여 음식물을 쉽게 삼키도록 돕고, 마르고 단단한 음식이 식도를 지날 때 점막을 보호한다고 한다.

식사 후 뜨거운 국이나 물을 마시기를 즐기는 사람들이 있다. 그러나 국이나 물을 많이 마시면 위가 그 전에 받아들인 음식물을 소화하는 데 필요한 위액을 희석시키는 결과를 초래한다. 그렇게 되면 소화기능에 영향을 주어 위가 늘어나 위의 연동운동에 나쁜 영향을 주고 결국 소화기능이 저하된다. 심지어 위가 축 늘어질 수도 있다.

또한 디저트와 과일도 식사 전에 먹어야 한다. 디저트는 위의 근육작용을 부드럽게 하기 때문에 식후에 디저트를 먹으면 소화과정에 방해가 된다. 또 위 속에 있는 소화된 음식물이 세균에 의해 분해되어 산화작용이 일어나 결국에는 위장병이 생긴다.

과일의 주성분은 수분, 섬유질 그리고 비타민이기 때문에 소화흡수가 빠르다. 만약 식사 후에 바로 과일을 먹는다면, 과일보다 소화시간이 오래 걸리는 전분이나 단백질이 이미 소화된 과일의 성분이 몸으로 흡수되는 것을 막아 아직도 소화되지 않은 전분이나 단백질 위에서 부패하기 시작한다. 그렇기 때문에 당연히 과일이나 디저트를 먼저 먹고, 그 후에 국물이나 수프, 야채, 밥 순으로 먹어야 한다. 그리고 제일 마지막에 고기를 먹어야 한다.

한 끼에 여러 종류의 고기나 생선을 먹지 마라

식사 시 금지해야 할 또 다른 사항은 한 끼에 여러 가지 육류를 먹거나 동시에 생선, 고기, 달걀 그리고 우유를 먹는 것이다. 앞에서 우리는 이미 고기를 먹을 때 주의해야 할 여러 가지 금기사항에 대해서 알아봤다. 일단 다른 종류의 고기가 동시에 위장에 들어가면, 위장은 그것들은 혼합하고 소화하는 데 더욱 더 많은 시간을 소비해야 한다. 소화 속도가 늦어지면, 혼합된 고기들은 체내에서 쉽게 부패되거나 독소를 발생시킨다. 이것들은 위장의 건강에 상당히 좋지 않은 영향을 준다. 또한 생선, 고기, 달걀, 그리고 우유 종류를 동시에 먹지 않도록 해야 한다. 단백질은 워낙 소화가 안 되는 성분이므로, 위장이 여러 가지 단백질을 한꺼번에 소화하기에는 무리이다.

한 끼에 한 종류의 단백질만을 먹도록 하라. 닭고기를 먹었으면 다시 오리고기를 먹지 말고, 돼지고기를 먹었으면 소고기를 먹지 말아야 한다. 또한 달걀을 먹었으면 우유를 마시지 말도록 한다. 위장병이나 다른 질병을 멀리하고 싶으면 고기와 단백질의 금기사항을 기억하는 것이 좋다.

음식 속에 숨어 있는 위험한 요소들

하룻밤 지난 음식에는 세균과 독소가 있다

5장에서, 옛날 사람들이 병이 났을 때 한의사들이 대개 먼저 사람들의 위를 치료했다고 이미 언급했다. 모든 것들이 부족했던 때라 사람들이 충분히 먹지 못했기 때문이다. 그리고 다른 이유는 음식을 아끼기 위해 하루가 지난 음식을 먹었기 때문이다. 지금처럼 보관시설이 좋지 않아 상한 음식이나 독소가 들어 있는 음식을 알게 모르게 먹었던 것이다. 물질적으로 풍부한 요즘에도 주부들이 신선한 음식은 남편이나 자식에게 주고 자신은 어제 먹다 남은 음식을 버리기 아까워 남겨두었다가 먹는다. 사실 이것은 아주 위험한 일이다. 남은 음식이나 하루가 지난 음식에는 세균이나 독소가 들어 있어 위장을 상하게 할 수 있기 때문이다.

데운 음식이나 기름에 볶은 지 20분이 지난 음식들은 되도록 먹지 말라고 사람들에게 충고한다. 야채를 요리한 지 20분이 지나면 대개는 식어버리기 때문에 다시 데워야 한다. 야채를 다시 데우면 야채 속에 있는 비타민이 파괴될 뿐만 아니라, 성분 자체가 변하게 된다. 그렇기 때문에 야채를 요리했으면 가능한 한 빨리 먹도록 하며, 절대로 오랫동안 방치해두면 안 된다.

내가 오랫동안 라송탕(羅宋湯 : 중국 사람들이 자주 먹는 야채탕)을 먹지 않는 이유가 바로 이 때문이다. 라송탕은 오래 끓여야 하는 음식으로 야채에 있는 비타민이 거의 다 파괴되어 너무 많이 마시면 몸에 이로울 것이 없다.

뜨거운 국물은 위장에 치명적이다

뜨거운 국물은 위장에 치명적이다. 왜냐하면 국물에 있는 수분은 타액과 위액을 쉽게 희석시키기 때문에 위를 늘어지게 한다. 위가 좋지 않은 사람이나 위가 내려간 사람들은 뜨거운 국물을 적게 먹고 죽 대신에 밥을 먹으라고 권장한다.

많은 사람들은 위장이 좋지 않으면 부드러운 죽이 소화가 잘되기 때문에 죽을 먹어야 한다고 생각하는데 사실은 그렇지 않다. 죽을 먹으면 음식물을 씹는 과정을 거치지 않고 직접 위로 흘러들어가 위장에 많은 부담을 줄 뿐이다. 이것이 바로 자연율례 고구마 식사에서 쌀죽이나 고구마죽 대신에 밥을 먹으라고 하는 이유이다. 죽을 먹기보다는 쌀밥을 천천히 씹고 삼키는 것이 소화하기에 훨씬 쉽다.

약(藥)

위장기능이 좋지 않은 사람들은 약(藥)을 조심해야 한다. 이미 앞에서 약(藥)과 약(藥)의 차이점에 관해서 언급했다. 제땅, 제철, 그리고 개인에게 맞는 음식물은 신체에 유익한 상품약(藥)이고, 제땅, 제철, 제 곳에서 나지 않은 음식, 개인에게 맞지 않은 음식들이나 화학약품들은 모두 하품약(藥)이다.

약(藥)은 위장을 상하게 할 수 있다. 그러므로 의사는 약을 처방할 때 환자의 위장에 부담이 되는지 반드시 고려해야 한다. 위는 음식물을 분해하고 흡수하는 인체의 매우 중요한 기관이다. 약이 몸으로 들어가면 제일 먼저 공격을 받는 곳이 위장이다. 약성이 강한 약이나 신체에 들어가 화학변화를 일으키는 약은 위장에 많은 부담을 준다.

자연율례 관점에서 볼 때, 정확한 식생활과 생활습관이야말로 가장 좋은 치료제이다. 음식을 적절하게 먹고 균형 있는 생활을 한다면 인간의 몸은 자연적으로 면역력과 치유능력이 생겨 어떤 질병이나 환경에서 오는 시련도 견딜 수 있다. 즉, 인간의 몸은 어떤 질병이나 환경으로부터 오는 시련에 대해서 스스로 면역이 생겨 치유능력을 가지게 된다. 인위적인 약(藥)을 먹지 말고 자연의 약(藥)을 먹으면 자연히 건강해지고 어떤 문제도 없을 것이다.

거친 섬유질은 무조건 좋을까?

거친 섬유질의 지나친 섭취는 위장을 상하게 한다

위장의 건강과 위장을 어떻게 보호해야 하는지 이야기할 때, 거친 섬유질에 관하여 언급하지 않을 수 없다. 거친 섬유질이라는 것은 식이섬유질을 말한다. 식이섬유질은 탄수화물 중 비전분성 다당류이며 이것은 주로 식물의 세포벽에서 얻을 수 있다. 식이섬유질이 많이 든 음식은 입에서 거친 느낌이 나며, 식이섬유질은 섭취해도 위장에서 소화·흡수되지 않는다. 식이섬유질이 들어 있는 주요 식물은 전곡류의 쌀, 보리, 현미, 귀리, 아울러 과일, 야채, 마른 콩 종류, 호두 씨와 같은 핵 종류, 그리고 씨 종류 등이다. 식이섬유는 수용성 식이섬유질과 불용성 식이섬유질로 나뉜다. 수용성 식이섬유질은 대개 과실액, 송진과 같이 물에 녹는 것을 말하고, 대개 과일, 귀리, 보리, 그리고 콩 종류에 들어 있다. 대부분의 식이섬유질은 섬유질과 반섬유질 같은 불용성에 속한다. 시장에서 살 수 있는 식이섬유질은 옥수수, 밀기울 그리고 쌀겨 같은 불용성 섬유질과 같은 잡곡을 첨가한 것을 말한다.

많은 사람들은 거친 섬유질이 원활한 배변을 돕고, 대장에 있는 발암 물질을 희석시키고, 변비 같은 장의 질병을 치료한다고 생각한다. 또 식사 후 장에서 당분이 흡수되는 것을 막아주고 혈당 수치를 낮춘다고 믿고 있다. 하지만 섬유질도 적당하게 섭취해야 함을 아는 사람들은 그렇게 많지 않다. 거친 섬유질을 지나치게 섭취하면 위벽과 장의 융털을 상하게 하여 비장이나 위가 허약해지고 식욕부진이라는 좋지 않은 증상이 일어난다.

10가지 곡류를 먹는 아기

친구가 척추암이 걸려 완전히 생기(生機)음식에 의존하여 식사를 했다. 그 당시 통증이 너무 심했기 때문에 행여나 갓 태어난 딸도 자신처럼 아프지 않을까 걱정하여 자신이 매일 먹던 10곡 정력탕 같은 것을 아이에게 먹였다. 아이가 9개월이 되었을 때부터 10가지 곡류를 믹서에 갈아 죽을 만들어 아이에게도 먹였다. 그러한 정성은 많은 사람들을 감동케 했다.

하지만 그녀의 정성과 노력과는 달리 딸에게 문제가 생기기 시작했다. 아이는 항상 입맛이 없고, 한 번도 배고프다고 칭얼대지도 않았으며, 음식을 씹지 않고 하루 종일 입에 물고 다녔다. 밥을 먹이기 위해 달래보고 을러도 보았지만 소용없었다. 아이는 초등학교 3학년 때까지 발육이 늦어 또래 아이들보다 훨씬 왜소해 부모를 걱정시켰다.

아이 엄마가 걱정스러운 표정으로 딸의 이야기를 했을 때, "제일 먼저 아이에게 오곡밥을 먹이지 마세요"라고 했다. 어린 아이들의 장 융털은 어른보다 훨씬 여리기 때문에 그렇게 과다한 거친 섬유질을 소화할 수 없다. 일단 장 융털이 상하면 영양분을 흡수하는 능력이 현저하게 떨어진다. 입맛이 없는 것은 당연하다.

내 말을 듣고 아이 엄마는 당장 오곡밥 식사를 멈추었다. 그리고 자연율례 식사를 열심히 실천했다. 매일 아이를 위해서 고구마 식사를 준비했을 뿐만 아니라, 심지어 학교에서 나오는 급식도 거절하고 자연율례에 따른 식사를 손수 마련해 학교로 가져갔다. 위대한 모성애와 자연율례 덕분에 원래 약소하던 아이가 이제는 170cm나 되는 건강한 여학생이 되었다.

백미와 현미의 혼합비율은 얼마가 좋을까?

강의 중 많은 사람이 "자연율례 고구마 식사를 할 때, 쌀밥 대신 현미밥으로 대체하면 안 될까요?"라고 질문한다. 그러면 나는 사람마다 다르다고 대답한다. 위의 기가 충만하고 위장기능이 좋은 사람들은 현미를 섞어 먹을 수 있지만, 위벽이 이미 크게 손상되었거나, 위의 기가 약한 사람은 쌀밥만 먹는 것이 좋다. 위장기능이 아직 강하지 않기 때문에 현미나 잡곡을 섞어 위에 부담을 주지 않도록 해야 한다.

위의 기가 충만하고 위장기능이 좋은 사람들도 현미만을 먹지 않는 것이 좋다. 우선 조금씩 서서히 섞어가면서 먹도록 한다. 처음 시작할 때에는 흰쌀과 현미의 비율이 9 : 1이면 위장이 쉽게 적응할 것이다. 그런 후 점차 흰쌀과 현미의 비율을 8 : 2, 7 : 3으로 조절한다. 하지만 그 비율은 5 : 5가 한도이다. 결코 현미가 흰쌀보다 비율이 더 높아서는 안 된다.

불규칙적인 배변으로 인한 남모르는 고민

이외에도 배변이 불규칙적이어서 위장에 심각한 영향을 주는 경우가 많다. 오랫동안 변비로 고생한 사람들이나 혹은 설사로 고생한 사람들 모두 주의해야 한다. 이것은 각종 질병이나 심하면 암을 유발할 수 있다.

오랫동안 변비로 고생했다면 신체가 자연적으로 신진대사를 하지 못해 몸 안에 있는 독소를 밖으로 배출하지 못하게 되고, 결국 예측할 수 없는 많은 후유증을 유발한다. 혹은 오랫동안 설사를 했다면 장이 양분을 유지 못하니 일단 병균이 침투하면 막아낼 힘이 없어 쉽게 병에 걸리게 된다.

자연율례 식사를 오랫동안 한 사람들은 대부분 이런 문제로 더 이상 고생하지 않는다. 왜냐하면 신체가 자연의 흐름에 맞게 생활하기 때문이다. 매일 아침 6시 30분 전에 아침식사를 끝내고 대장운행이 끝나는 시간(7시) 전에 배변을 끝내라. 또한 고구마와 과일, 야채를 섭취해서 배변을 원활히 하고 위의 정상적인 운행을 도와야 한다.

위장에 치명적인 것

1. 자신을 사랑하지 않는 것

2. 스트레스가 쌓이거나 울화를 참는 것

3. 조급하게 먹거나 뜨거운 음식을 먹는 것

4. 뜨거운 국물

5. 하루가 지난 음식

6. 약(藥)

7. 식사 후에 국물이나 디저트를 먹는 것

8. 한 끼에 여러 종류의 고기를 섭취하고 생선, 고기, 달걀 그리고 우유를 함께 먹는 것

9. 섬유질의 과다 섭취

10. 불규칙적인 배변

11. 부모의 잘못된 사랑(잘못된 음식을 아이에게 먹이는 것)

7장

암에 걸리는 원인은 따로 있다

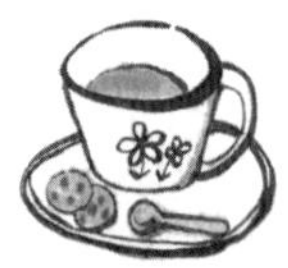

콩 심은 데 콩 나고, 팥 심은 데 팥 난다

암이란 무엇인가?

자연율례 주장에 따르면, 인간의 삶은 생로병사에서 노(老)와 병(病)이 빠진 생·장·사(生·長·死)만이 존재한다고 한다. 그렇다면 암이란 무엇이며 왜 생기는가? 자연율례에서는 종양이나 암세포뿐만 아니라 완전 치유가 불가능한 중병이나 만성질환 모두 암으로 간주한다. 사람들은 종양이 생기면 곧 큰일이 날 것이라고 생각하지만, 만성질환과 마찬가지로 20~30년 동안 몸에 쌓였던 나쁜 기운이 폭발하는 것일 뿐이다. 사실 신장병, 당뇨병, 심장병, 간질환 등을 앓고 있는 사람들도 넓은 의미의 암환자라고 할 수 있다.

소위 '적을 알고 나를 알면 백 번 싸워도 위태롭지 않다'라는 말처럼 항암치료에 있어 발암의 원인을 아는 것이 가장 중요하다고 생각한다.

대부분 사람들은 발암의 직접적인 원인을 말하지만 자연율례에서는 발암의 간접적인 원인이 더 중요하다고 생각하기에 이것을 언급하지 않을 수 없다.

암, 제대로 알아야 치료가 쉽다

'콩 심은 데 콩 나고, 팥 심은 데 팥 난다'라는 말처럼 우리의 몸을 어떻게 관리하느냐에 따라 몸도 그렇게 대한다는 것을 알아야 한다. 만약 대자연을 농락하고 오만한 마음으로 파괴한다면 대자연 또한 인간에게 무정하게 대할 것이다. 이것과 마찬가지로 우리의 몸도 우리가 다룬 대로 똑같이 대응한다.

암의 원인 중 경계해야 할 가장 중요한 사항은 '부정확한 지식'이다. 부정확한 지식? 그것이 암과 어떤 관계가 있는가? 그렇다! 부정확한 지식은 치료에 심각한 악영향을 끼칠 수 있다. 정확한 지식을 알고 있으면 적절한 방법으로 암을 예방하거나 항암치료를 할 수 있지만, 부정확한 지식으로 항암치료를 한다면 아무리 열심히 노력해도 좋은 결과를 얻지 못하고 성공할 확률도 매우 낮다.

많은 사람이 자연율례 강의를 처음 들을 때, 그들이 기존에 알고 있던 암에 관한 지식과 너무 다르다는 것을 알고 충격을 받는다. 부정확한 지식은 치명적일 수도 있기에 더욱 위험하다. 대부분이 야채와 과일이 항암치료에 좋다고 해서 가리지 않고 많이 먹지만 제땅, 제철, 그리고 사람의 체질에 따라 야채와 과일을 먹어야 한다는 사실을 아는 사람들은 그리 많지 않다. 그렇기 때문에 야채와 과일이 가지고 있는 좋은 효능을 제대로 활용하지 못하고 오히려 잘못 먹음으로써 엉뚱한 병을 얻을 수 있다.

그래서 수강생들에게 건강을 위해서 반드시 정확한 지식을 알아야 한다고 강조한다. 이것은 부모가 임신에 대하여 정확한 지식을 가질 때 더욱 건강한 자식을 낳을 수 있는 논리와 같다. 또한 잘못된 지식으로 자식들을 키우면 자식들에게 전혀 도움이 되지 않을 뿐더러 심지어는 많은 피해를 줄 수 있는 것과 같은 의미이다.

뚜렷한 목표의식이 없을 때

이외에도 삶에 뚜렷한 목표가 없는 것도 암의 원인이 된다. 대만에 사는 한 회사원은 자연율례를 배우기 전에는 자주 밤늦게까지 노래방이나 술집에서 많은 시간을 보냈다. 퇴근 후 거의 매일 친구들과 늦은 밤참을 먹고 노래방에 가서 신나게 놀고, 주말에는 유흥업소에서 살다시피 하며 항상 늦게 귀가했다. 그런데 그의 몸이 거부반응을 보이기 시작하면서 만성질환과 암 증상들이 서서히 나타났다. 삶의 목표가 불분명하거나 뚜렷하지 않을 때 건강을 해칠 수 있다는 것을 몸소 체험한 것이다.

목표의식이 뚜렷하지 않은 사람들은 건전하지 못한 생활습관을 가지고 있고 자신의 몸이나 자연율례를 전혀 존중하지 않는다. 그들 자신도 그러한 생활습관이 건강에 나쁘다는 것을 알면서도 무시하거나 개의치 않고 살아간다. 그러다가 건강에 적신호가 나타나면 그때서야 자신이 뿌린 대로 거둔다는 것을 뒤늦게 깨닫고 정신을 차린다.

행동력 부족과 자연율례를 거슬리는 행위

목표의식이 뚜렷한 사람일지라도 끈기와 열정이 부족한 사람들이 많다. 실천의지가 부족한 사람들은 자신의 결심을 쉽게 포기하거나 행동으로 옮기지 못한다. 행동력이 부족하다면 아무리 아는 것이 많더라도 뚜렷한 목표의식이 없는 것과 같다. 그래서 이런 사람들은 항암 투쟁에서 쉽게 무너진다.

많은 사람이 자연율례를 어기며 살아간다. 자연율례와 인체의 운행주기에 따라 일찍 자고 일찍 일어나 아침식사를 하고 운동하며 한 끼에 여러 종류의 고기를 먹지 말아야 함을 알면서도 실제로 실행하기는 쉽지 않다. 수강생 대부분이 일찍 일어나 아침식사를 하고 자연율례에 따른 생활을 하려고 노력하지만 그러한 결심이 작심삼일이 되고 마는 경우가 많다. 결국 자연율례에 위반되는 과거의 생활습관으로 되돌아가 늦게 자고 늦게 일어나 아침식사를 거르며 한 끼에 여러 종류의 고기를 먹는 유혹을 참지 못한다.

자연율례 강의를 들은 사람들을 통해서 두 종류의 다른 결과를 볼 수 있다. 하나는 자연율례를 철저하게 실행하는 사람들, 다른 하나는 행동력이 부족해 '내일부터 시작하자'라는 사람들이다. 이 둘의 차이점은 그들의 몸에서 일어나는 변화를 통해서 확실히 볼 수 있다. 자연율례를 철저하게 실행하는 사람들은 젊고 건강해 보이는 반면, 하루하루 미루는 사람들은 옛날과 비슷하거나 심지어 더욱 나빠진다. 안타까운 것은 열심히 노력하는 사람들의 대부분이 중병환자들이라는 것이다. 또 건강하다고 생각하는 사람들은 자연율례를 철저하게 실행하려는 의지가 부족하다. 건강을 잃은 후에야 건강의 중요함을 깨닫는 것이 인지상정이지만 미리 건강을 보살피는 것이 훨씬 더 낫지 않을까?

스트레스가 암의 주된 원인이다

이외에도 스트레스가 암의 원인이 된다는 것을 언급하고 싶다. 청소년들은 사춘기에서 성인이 되는 과정에서 많은 스트레스를 받는다. 여기에 입시에 대한 스트레스까지 가중된다. 좀 더 나이가 들어 취직하고 사회에 진출할 때, 가정을 꾸릴 때 또 많은 스트레스를 받는다. 그 후 좀 더 나이가 들면 자녀교육, 가족부양, 부모의 노후문제로 적지 않은 스트레스를 받는다. 이렇게 사람들은 살아가면서 수많은 스트레스를 받는다.

그러나 스트레스란 나쁜 영향만 주는 것은 아니다. 적절한 스트레스는 건강을 위협하지 않고 긍정적인 효과를 극대화시켜 생활에 활력을 불어넣기 때문에 어떤 때는 필요할 뿐만 아니라 필수적이기도 하다. 하지만 위에서 말한 스트레스를 제어하지 않으면 스트레스로 인해 많은 악영향을 받게 된다.

스트레스로 인해 정신적 부담을 느낄 때, 즉 우울하거나 쉽게 화가 나거나 울화가 치미는 것들은 단순한 스트레스가 아니라 건강을 해치는 심각한 요인들이다. 많은 연구결과에 의하면, 암환자들의 대부분이 오랫동안 자신의 감정을 억제해온 사람이거나 갑자기 큰일을 당하거나 다른 병에 걸리거나 혹은 다른 병의 악화로 인해 암이 걸리는 경우라고 한다.

비서로 근무하는 신주 시의 한 여성은 남편이 중국에서 근무하기 때문에 회사를 다니면서 혼자 아이 둘을 키우고 집안의 모든 일을 처리해야 했다. 성격이 강한 그녀는 남들에게 힘든 모습을 보이지 않았고 심지어 자신조차도 스트레스가 쌓이는 것을 알지 못했다. 이렇게 매일 정신없이 살아가면서도 자신이 우울하다는 생각을 하지 못했다. 그런데 어느 날 필요 이상으로 아이를 심하게 때리는 자신을 보고는 자신도 모르는 사이에 오랫동안 많은 스트레스가 쌓인 것을 알게 되었다.

스트레스로 인하여 마음이 불안할 뿐만 아니라 자신도 모르게 목과 손목에 수많은 작은 물집들이 생겼다. 놀라고 당황하여 병원에 갔더니 습진이라고 했다. 약을 먹고 발랐지만 전혀 나아지지 않았다. 동양의술과 서양의술을 다 시도해봤지만 효과가 전혀 없자 마지막 수단으로 나를 찾아왔다. 그녀와 한동안 대화를 한 후, "당신의 근본적인 문제는 스트레스입니다. 이제부터 열심히 고구마 식사를 하고 편한 마음으로 자연율례를 실천하면 인간의 몸이 자체적으로 가지고 있는 치유능력에 따라 저절로 치유될 것입니다"라고 말했다.

8개월 만에 완전히 병이 나았을 뿐만이 아니라 자연율례를 따르는 동안 자연율례의 철학을 깨달아 점점 더 마음의 안정을 찾게 되었다. 원래 부부 사이가 좋지 않았는데 이제는 남편과의 관계에서도 새로운 전환점을 얻어 세 번째 아이까지 임신했다.

스트레스의 위력은 아주 대단해서 조심하지 않으면 건강을 해치는 심각한 결과를 초래한다. 일단 마음이 우울하면 면역력이 떨어진다. 따라서 인체의 기관에 문제가 생겨 만성질환이나 암 같은 병에 쉽게 걸리는 것은 당연한 일이다.

선천적인 허약체질도 건강해질 수 있다

선천적인 허약체질인데도 몸을 제대로 돌보지 않는 것도 암의 원인이 된다. 유전이 되는 병의 유전자를 가지고 있거나 염색체가 변이되는 아이들은 선천적으로 만성질환이나 암에 걸릴 확률이 다른 사람들보다 높다. 가장 좋은 예가 바로 내 자신이다. 선천적으로 허약체질로 태어난 데다 부모로부터 받은 유전인자로 인해 아프지 않은 곳이 없었다. 그래서인지 온갖 질병에 걸렸었다. 자연율례를 이해하지 못하고 열심히 실천하지 않았다면 지금의 나는 어떤 상태였을지 상상조차 할 수 없다. 하지만 선천적으로 약골로 태어났다고 하더라도 다시 건강해질 수 없는 것은 아니다. 물론 선천적으로 약골로 태어나고도 몸을 제대로 돌보지 않는다면 건강이 쉽게 나빠질 것이다.

열악한 환경으로 인한 영향

제대로 몸을 돌볼 수 없게 만드는 후천적 요소 중 가장 치명적인 것은 열악한 환경이다. 눈부신 과학과 문명의 진보를 이룬 현대인들은 스스로 자만해 있다. 하지만 이런 눈부신 과학과 문명의 진보 이면에는 사람들을 놀라게 하는 오염으로 가득 차 있다. 수질오염, 토양오염, 공기오염 등 눈으로 쉽게 볼 수 있는 오염들도 많지만 전자파, 심지어는 인간관계를 통해서도 많은 질병이나 암을 얻을 수 있다.

정말 무서운 일이다. 어떻게 할 것인가? 이민을 갈 것인가? 혹은 속세를 떠나 산에서 홀로 외롭게 살아갈 것인가? 하지만 그렇게 한다고 해서 근본적인 문제가 해결되는 것은 아니다. 이민을 가더라도 우리들은 매일 합성세제를 사용해야 하며 음식 또한 이미 많은 화학물질에 오염되어 있다. 도시를 떠나 홀로 숨어 산다고 하더라도 전 세계의 수질, 토양, 공기 등이 오염되어 있으므로 오염으로부터 벗어날 수 없다. 제일 좋은 방법은 자연율례에 따라 적은 돈으로 많은 것을 얻는 것이다. 자연율례를 존중하고 자연율례에 따라 생활하고 간단하게 살고 간단하게 먹으며 간단하게 사용한다면 오염 걸릴 확률도 적어질 것이다.

생활이 간소할수록 좋다

자연율례에 따라 일, 휴식, 그리고 식사를 하고 되도록 간소한 생활을 하라고 권하고 싶다. 자식 다섯이 모두 알레르기가 있어 예전에는 다른 엄마들처럼 아이들이 아토피에 걸릴까봐 노심초사했다. 아토피를 예방하기 위해서 거금을 주고 침대에 진드기가 생기는 것을 방지하는 침대보와 이불을 샀고, 진드기를 없애는 스프레이를 사서 뿌리곤 했다. 하지만 자연율례를 이해한 후, 이런 침대보나 이불들을 만드는 과정에서 많은 첨가제와 화학약품이 들어간다는 것을 알게 되었다. 아이들이 눈에 보이지 않는 화학적 오염물질에 노출되는 것이 진드기에게 물리는 것보다 훨씬 더 위험하다. 요새 집에서 사용하는 침대보는 시장에서 파는 가장 싸고 단순한 것들이다. 물론 비싼 침대보를 사용할 때보다 알레르기 현상도 훨씬 더 적어지고 병도 잘 걸리지 않는다.

그리고 별로 필요하지 않는 생활용품, 특히 가전제품들을 많이 절약하는 것이 좋다. 사람들은 우리 집에 에어컨이나 휴대전화가 없는 것을 보고 매우 놀란다. 그런 나를 보고 사람들은 '속세를 떠나 산 속 동굴에서 사는 사람'이라고 하면서 웃는다. 가전제품에서 나오는 전자파에 대한 우려가 갈수록 커지고 핸드폰에서 나오는 전자파가 인체에 해롭다는 것이 알려진 후에야 사람들은 내가 되도록 가전제품을 사용하지 않는 것을 이해하게 되었다. 전자파로 인한 오염이 암의 원인이 될 수도 있다.

잘못된 식생활 습관

암의 원인에 대해서 이야기할 때 식생활 문제를 거론하지 않을 수 없다. '병이라는 것은 우리가 입으로 무엇을 먹는가에 달려 있다'라는 말처럼 현대인들이 암에 많이 걸리는 이유는 잘못된 식생활 습관 때문이다.

제땅, 제철의 야채와 과일 그리고 곡물

앞에서 우리는 이미 제땅, 제철의 야채와 과일 그리고 곡물의 중요성을 이야기했다. 첫째, 그것들은 풍부한 비타민과 섬유질을 함유하고 있기 때문에 체내에 있는 염증을 없애고 독소를 배출한다. 둘째, 철따라 농약이나 화학비료를 대량으로 사용하지 않아도 무성히 자라기 때문에 인체에 부담이 전혀 없는 자연스러운 '상품약(藥)'이다.

예를 들어 겨울에 많이 나는 양배추를 여름에 먹거나 여름에 많이 나는 과 종류를 겨울에 먹는 것처럼 제땅, 제철에 나는 것들이 아닌 야채와 과일을 즐겨 먹는다면 인체에 어떤 영향을 줄 것인지 쉽게 상상할 수 있다. 제철에 나오지 않은 야채나 과일들은 자연율례를 따르지 않고 대량의 농약과 화학비료에 의해 인공적으로 재배된 것이다. 그렇기 때문에 농약과 화학비료들의 찌꺼기가 제거되지 않고 남아 있어 우리 몸에 들어와 해로운 영향을 끼친다. 항암치료에는 야채와 과일, 그리고 곡물이 최상의 약(藥)이지만 반드시 제땅, 제철의 것이어야 한다. 제땅, 제철이 아닌 과일과 야채 그리고 곡물을 자주 먹는다면 암에 걸리기 쉽다.

산성체질과 영양 불균형

한 연구에 따르며 산성체질인 사람들이 다른 사람들보다 암이나 다른 질병에 걸릴 확률이 높다고 한다. 산성체질인 사람들은 혈액이 더 쉽게 엉기기 때문에 순환이 잘 안 되고 신진대사가 대체적으로 좋지 않다. 생선, 고기, 달걀, 우유나 유제품, 혹은 가공식품들은 모두 산성식품이다. 이런 음식을 많이 먹으면 체질이 쉽게 산성화된다. 그러므로 항암치료를 하고자 할 때는 체질을 약한 알칼리성이나 혹은 약한 산성으로 조절해야 한다.

자연율례 고구마 식사의 주요성분은 고구마, 밥, 두 가지 야채 그리고 한 가지 과일이다. 이때 고구마를 껍질째 먹으라고 하는 이유는 고구마 껍질이 알칼리성이기에 산성체질을 조절해주기 때문이다. 또한 두 가지 야채와 한 가지 과일을 먹으라고 하는 이유도 과일의 알맹이가 산성이지만 야채가 알칼리성이므로 이 두 가지가 섞이면, 속성이 알칼리성으로 변하기 때문이다. 그럼으로써 자연스럽게 암을 예방하고 건강한 세포의 성장을 도와준다.

또한 영양 상태가 불량이거나 불균형하면 암의 원인이 된다. 앞에서 이미 살펴본 바와 같이 세포 피라미드는 각 층의 다른 영양소들이 모여 스스로를 견고하게 한다. 그럼으로써 각종 질병을 예방하고 각각 다른 영양소들이 조화를 이루며 신진대사 기능이 좋아진다. 만약 영양소의 섭취가 불균형하여 특정한 영양소가 부족해지면 전체 대사계통에 많은 영향을 주어 온갖 질병, 심지어 암에 걸릴 확률이 높아진다.

기름, 지방, 설탕 그리고 열악한 단백질을 과다 섭취할 때

지방, 당분 그리고 저질의 단백질을 과다로 섭취하면 암의 원인이 된다. 기름을 지나치게 섭취하면 담에서 산성분비가 일어나고 콜레스테롤이 높아진다. 또한 장에 세균이 번식해 독소를 일으키며 심혈관에 악영향을 주고 대장과 같은 체내 기관들이 암에 걸릴 확률이 높아진다. 지방에 대해 이야기할 때 고기를 요리하는 방법을 언급하지 않을 수 없다. 고기를 먹을 때 가장 좋은 것은 샤브샤브라고 수강생들에게 자주 말한다. 그리고 육류의 훈제구이나 바비큐와 같은 것들을 되도록 피하라고 한다. 불에 직접 구울 때 고기에서 나오는 기름이 불에 떨어져 고온에서 분해된 후 산화작용이 일어나면 발암물질인 벤조피렌이 발생하기 때문이다. 이것을 먹으면 인체에 해롭지 않겠는가?

당분은 당뇨병 환자를 제외하곤 인체에 그렇게 나쁜 영향을 주지 않는다. 하지만 인체가 받아들이는 영양소의 양이 제한되어 있기 때문에 당분을 지나치게 섭취하면 다른 영양소 섭취량에 영향을 끼친다. 그래서 영양학자들이 당분 섭취량을 줄이라고 하는 것이다. 하지만 자연율례 관점에서 볼 때, 사탕, 과자, 케이크, 디저트 등 설탕이 많이 함유된 것들 중에는 많은 화학첨가제가 들어 있어 당분보다 인체에 더 많은 해를 끼친다고 본다.

단백질의 과다섭취는 또 다른 걱정거리이다. 특히 소화나 흡수가 힘든 저질 단백질에 대해서는 5장과 6장에서 이미 언급했다. 저질 단백질을 소화하는 데는 적어도 2~36시간 정도 소요된다. 저질 단백질이 소화계통에 오래 머물러 있을 때 독소가 나오기 쉽기 때문에 자연스럽게 암의 원인이 된다.

수분 부족과 열악한 수질

물은 인체의 신진대사를 촉진하고 생명력을 유지하는 중요한 요소이다. 인체에 수분이 부족하면 신진대사 기능이 자연스럽게 떨어지고 병에 걸릴 확률이 높아진다. 매일 필요로 하는 수분의 양은 사람에 따라 다르지만 매일 2~7L 정도이다. 중환자나 신진대사가 비교적 좋지 않은 사람들은 물의 수요량을 체중의 30배 정도로 줄여야 한다(101쪽 참고).

열악한 수질은 암의 원인과 불가분의 관계이다. 물속에 포함되어 있는 화학물질, 농약, 대장간균, 중금속 등은 암에 직접 혹은 간접적인 영향을 끼친다. 또한 수질에는 문제가 없다 하더라도 제조과정에서 오염되는 경우도 허다하다. 자연율례에 따르면 장소에 따라 그곳에 사는 사람들과 그곳에 맞는 물이 있다. 고산지대의 물은 낮은 지대보다 무기질의 함량이 훨씬 풍부하다. 왜냐하면 고산지대가 비교적 춥기 때문에 대자연은 그곳에 사는 사람들에게 비교적 무기질이 많이 들어간 물을 제공함으로써 그들이 추위에 견딜 수 있도록 배려한 것이다.

그래서 물을 마실 때 주의해야 할 사항은 가정에서 정수기 등을 사용하여 물속에 남아 있는 화학물질, 농약, 대장간균, 중금속 등 잡물질을 걸러내는 것이다. 또한 물의 산성과 알칼리성을 중화하여 약산성, 혹은 약알칼리성의 순수한 물로 만들어야 한다. 가격이 비싸고 복잡한 정수기가 아니더라도 가정집에서 사용하는 웬만한 정수기는 물속에 있는 이물질을 충분히 걸러낼 수 있다.

의료행위와 운동도 몸에 해로울 수 있다

암의 원인에 대해 이야기할 때 의료(醫療)와 운동에 관해서 언급하지 않을 수 없다. 의료행위와 운동이 몸에 해로울 수도 있기 때문이다. 많은 사람이 모든 운동과 의료행위가 건강해지는 데 도움이 된다고 생각하지만 불필요한 의료행위와 부적당한 운동은 암의 원인이 된다는 것을 아는 사람은 그렇게 많지 않다.

불필요한 의료행위

많은 사람이 침, 뜸, 지압 그리고 안마를 좋아한다. 사람들이 좋아하는 이유는 그것들이 '병이 있으면 병을 치료하고 병이 없으면 건강하게 한다'고 생각하기 때문이다. 하지만 불필요한 의료행위는 몸에 어떤 도움도 주지 않을 뿐더러 오히려 몸을 상하게 할 수 있다.

서양의술과 전통적인 물리치료를 비교해볼 때, 자연율례에 더 가까운 것은 전통적인 물리치료라고 하겠다. 전통적인 물리치료는 옛날부터 몇천 년 동안 내려오는 지혜의 산물이기 때문에 화학제품이나 인공약물을 되도록 사용하지 않는다. 평상시 피곤하거나 기혈이 부족하여 병이 생기면, 나 자신 또한 간단하고 쉬운 안혈(按穴 : 혈을 누르는 것), 괄사(刮 : 급성 위장병 따위에 쓰이는 민간요법), 부황 같은 것을 사용하여 스스로 치료하거나 다른 사람들을 치료해준다. 하지만 나는 수강생들에게 전통적인 물리치료를 할 때 스스로 하든지 혹은 믿을 수 있는 사람에게 받으라고 한다.

침, 뜸, 지압 그리고 안마 등과 같은 전통 물리치료는 환자의 기(氣)를 유도하면서 치료하기 때문에 매우 주의해야 한다. 도와주는 사람이 기를 유도할 때 '환자의 기'를 흡수하는데, 이때 환자의 기를 흡수하게 되면 기혈이 약해지게 된다. 즉, 기혈이 약한 사람은 면역력, 저항력이 현저하게 떨어지게 된다. 이럴 때 암세포의 공격을 받는다면 보통 사람들보다 훨씬 더 쉽게 암에 걸린다.

물론 모든 물리치료사들이 환자의 기를 받아들인다는 것은 아니다. 단지 이런 위험을 피하기 위해서 숙련되고 믿을 수 있는 치료사를 찾으라는 것이다. 최선의 방법은 침, 뜸, 지압 혹은 안마 같은 것을 필요 이상으로 받지 않는 것이다. 특히 혈을 개방하는 침이나 뜸 같은 것들은 치료하기 전에 신중히 생각해야 한다.

수혈의 위험

수혈을 받을 때에는 충분한 검토가 필요하다. 수혈에도 무시 못 할 많은 문제들이 있기 때문이다. 많은 피를 흘렸을 때 긴급수혈을 요하는 것은 당연하다. 하지만 요새는 수술할 때마다 수혈을 지나치게 당연한 일로 받아들이기 때문에 그 만큼 위험성을 따져봐야 한다.

전통의학의 관점에서는 혈액형이 맞다고 해서 무조건 수혈하는 것을 경계할 수밖에 없다. 혈액의 정·기·신(精·氣·神) 문제를 고려해야 하기 때문이다. 수혈 시 가족들의 피를 받는 것 이외에도 정·기·신(精·氣·神)이 비교적 비슷한 사람의 것을 받도록 해야 한다. 예를 들어 노인들은 젊은 사람의 피를 수혈 받지 않도록 한다. 젊은 사람의 기혈을 감당하기 힘들어 문제가 발생할 수 있기 때문이다. 20여 년 전 시어머니가 갑자기 위출혈로 병원에 입원하셨을 때, 남편이 시어머니에게 수혈했지만 젊은 남편의 왕성한 혈기를 감당하지 못해 며칠간 혼수상태에 빠졌던 적이 있다.

또한 수혈할 때 감염되지 않도록 주의해야 한다. 수혈을 통해 간염이나 에이즈 같은 병에 걸렸다는 이야기들을 많이 들었을 것이다. 자연율례에서 보는 관점은 일단 이런 병에 감염이 되었다면 이것 또한 일종의 암으로 간주한다.

부적당한 운동이나 어떤 운동도 하지 않는 것

운동이 항암치료에는 절대적으로 좋은 방법이지만 운동 또한 전혀 위험이 없는 것은 아니다. 부적당한 운동, 혹은 과다하게 산소를 소모하는 운동이나 일은 신체의 기혈을 쉽게 상하게 하여 신진대사 기능을 약하게 하고 면역력을 떨어뜨려 암세포에 대한 저항력을 현저히 떨어뜨린다.

암세포의 가장 큰 특성 중 하나는 산소를 아주 싫어한다는 것이다. 적당한 운동은 신체에 산소를 공급하여 신체의 신진대사를 증진시켜 자연스럽게 암세포와 싸우는 데 도움을 준다. 운동을 전혀 하지 않는 사람들은 신진대사율이 떨어지고 기혈순환이 좋지 않아 일단 체내에 독소나 악성세포가 누적되면 이런 것들을 몸 밖으로 배출하지 못한다. 그렇기 때문에 암에 걸릴 확률이 비교적 높을 수밖에 없다.

운동을 하려면 반드시 적당한 운동을 적당한 시간에 해야 한다. 앞에서 '유산소 운동'을 미리 언급한 것처럼, 태양이 뜨기 전이나 날이 어두워진 후에는 운동을 하지 마라. 이때 운동하게 되면 우리가 받아들이는 것은 산소가 아니라 이산화탄소이기 때문에, 기혈 내에 양기 대신 음기를 조성하게 된다. 또한 운동을 너무 격렬하게 하지 마라. 운동하기 전에는 우선 몸을 풀고 '자주 여러 번' 하는 방식으로 하라. 유산소 운동은 매번 20분씩 하루에 2~3번 정도 하도록 한다. 그러면 심장과 폐에 부담을 주지 않고 산소를 공급하는 동시에 몸에도 전혀 부담을 주지 않기 때문이다.

8장

잘못된 육아론

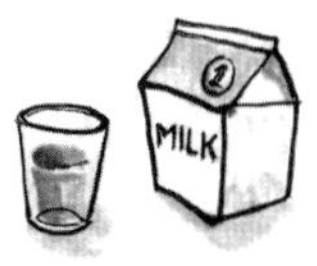

우유를 많이 마시면
머리가 좋아지고 튼튼해질까?

삶은 달걀과 우유에 대한 집착

'애야, 네가 나보다 더 강해야 돼!'라는 생각으로 많은 부모들이 자식에게 최상의 것만을 주려고 하지만 과연 옳은 것만 주고 있는 것일까?

자식을 사랑하는 데 있어서 남편과 나는 결코 다른 사람들보다 뒤떨어지지 않을 것이다. 하지만 아이들이 어릴 때, 우리 부부는 키우는 방식이 서로 달라 무척 많이 싸웠다. 남편은 아침에 아이들이 일어나면 정성을 다해 삶은 달걀과 우유를 먹이고 싶어 했다. 자신이 만들어준 것들을 아이들이 다 먹으면 자신도 모르게 만족스러운 미소를 짓곤 했다.

남편이 어렸을 때에는 대만과 미국이 서로 우방국이었기 때문에 미국 물자가 대만에 많이 들어왔다. 그 당시 미국산 분유는 대만인들에게는 아주 비싸고 귀한 음식이었다. 그래서 사람들은 돈만 있으면 그 비싼 분유를 사서 아이들에게 먹이고 싶어 했다. 남편 집이 경제적으로 부유하지 않아 분유를 충분히 먹을 수가 없었기 때문에 그것에 대한 어떤 갈망이었는지도 모른다. 아이들이 태어난 후 남편은 경제적으로 우유를 사 줄 수 있는 능력이 되기에 기회만 있으면 아이들에게 우유를 먹이려고 했다. 자신이 어릴 적에 충분히 마시지 못했던 것에 대한 보상심리로 아이들에게 우유를 먹이려고 하는 것 같았다. 자식들에 대한 남편의 그런 사랑과 보상심리를 이해하지만 엄마로서 건강한 음식을 먹여야 하는 책임감 때문에 1년 내내 아이들에게 삶은 달걀과 우유를 먹일 수는 없었다.

아이들에게 삶은 달걀을 먹지 못하게 하는 이유는 간단하다. 단백질은 계절에 맞게 섭취해야 하기 때문이다. 즉 기후에 따라 섭취해야 하는 단백질의 종류와 섭취량이 달라진다. 하나의 원칙을 모든 경우에 맞출 수 없듯이 매일 삶은 달걀을 아이들에게 먹일 수는 없다. 첫 번째 이유는 매일 삶은 달걀을 먹으면 아이들이 질릴 것이고 두 번째 이유는 아이들이 단백질 섭취를 소홀히 할 수 있기 때문이다.

소젖, 양젖, 그리고 사슴젖과 같은 것들을 마시지 말라고 하는 이유는 더욱 명백하다. 가장 중요한 이유는 동물의 DNA가 사람의 DNA와 다르고 동물의 뼈, 근육구조, 소화계통 또한 다르기 때문이다. 과학이 아무리 발전했다고 하더라도 모유처럼 아이들에게 적합한 것은 없다고 생각한다. 특히 오늘날 우리가 먹는 우유는 성장 호르몬을 먹인 소에서 생산되기 때문에 이런 것들을 장기적으로 먹으면 비정상적인 조숙현상이 일어난다. 그래서 요새 여자아이들의 초경이 갈수록 빨라지는 것이며 심지어 8살이나 9살에 초경을 하는 경우도 많다.

우유를 어쩔 수 없이 먹여야 하는 경우

모든 사람들이 알듯이 상업적인 유제품은 대개 몇 차례의 가공과 장시간의 제조과정을 거쳐 유통된다. 그런 과정에서 단백질이 열악한 단백질로 변한다. 아이들이 그런 열악한 단백질을 섭취한 후 소화하는 데 많은 시간이 소요되기 때문에 위, 장, 간 그리고 콩팥에 많은 부담을 준다.

자연율례 원칙에 의하면, 동물의 우유는 위급한 상황에 모유를 대신해서 사용할 수 있다. 산모가 병이 났는데 다른 사람의 모유를 구할 수 없을 때, 아이가 병원에 입원했을 때, 혹은 지대가 높아 춥고 건조한 지방에 살 때 적당한 양의 동물 젖을 먹임으로써 아이가 추위에 견딜 수 있도록 한다. 하지만 대만은 습기가 높은 열대지방이기 때문에 기온분포상 우유나 양젖을 마시는 것은 적당하지 않다. 그러므로 아이를 키울 때 되도록 모유를 먹이도록 하고 모유를 끊은 후에는 가능한 한 동물의 우유를 주지 말아야 한다.

나는 항상 이것을 지키도록 노력했다. 이러한 나를 남편은 전혀 이해하지 못했다. 그는 자신이 제일 좋다고 생각한 음식이 아이들에게 결코 나쁘다고 생각지 않았다. 뿐만 아니라 아이들이 좋은 영양을 섭취할 수 있는 기회와 아버지의 사랑까지도 오히려 내가 박탈한다고 생각했다. 우리 부부가 이렇게 서로 다른 의견으로 싸우고 타협하는 가운데 아이들은 점점 자랐고 이제 남편은 우유가 아이들에게 전혀 이롭지 않을 뿐더러 알레르기처럼 좋지 않은 반응을 일으킨다는 것을 알게 되었다. 많은 연구를 통해서 우유가 사람에게 적합하지 않다는 것이 이미 증명되었다. 그것들을 굳이 내세우지 않더라도 이제 남편은 아이들에게 삶은 달걀이나 우유를 주지 말고 대신 모유를 먹이라고 한다.

첨가제가 들어간 이유식을 아이들에게 너무 일찍 주지 말라

또한 이유식에 들어 있는 첨가제가 아이들 건강에 좋지 않은 영향을 끼친다. 많은 사람이 첨가제가 들어간 이유식을 일찍 시작하면 할수록 아이들에게 좋다고 생각한다. 하지만 너무 일찍 시작한 이유식은 신체 조직이 충분히 발달하지 않은 아이들의 위장에 많은 부담을 줄 뿐 아니라 심하면 장 융털을 손상시켜 소화와 발육에 많은 영향을 끼친다.

일반적으로 영아와 유아들에게 이유식을 시작할 수 있는 가장 적당한 시기는 6~8개월 사이이다. 처음 이유식을 시작할 때는 과일즙이나 야채즙이 좋다고 생각하지만 사실 따뜻한 탄수화물 음식으로 시작하는 것이 바람직하다. 과일즙은 산성이기 때문에 위를 차게 만들어 아이들이 설사를 할 수 있다. 그래서 처음 이유식을 시작할 때 고구마죽이나 쌀죽을 먹이면 위에 많은 부담을 주지 않는다.

아이가 고구마죽이나 쌀죽에 익숙해진 후 8~10개월 사이에 한 가지 종류의 야채를 조금씩 주도록 한다. 한 가지 야채를 먹고도 설사나 피부 알레르기 증상이 나타나지 않으면 서서히 다른 야채를 먹이도록 한다.

아이가 2살이 지난 후부터 육류와 생선을 먹여라

아이에게 생선과 육류를 먹이려면 적어도 2살이 되어야 시작할 수 있고 조금씩 천천히 먹이도록 해야 한다. 아이가 한 가지 음식에 익숙해져 설사를 하지 않고 알레르기 같은 증상이 없으면 계속해서 다른 음식을 먹이도록 한다. 반드시 한 끼에 한 가지 종류의 고기나 생선, 혹은 유제품을 줘야 한다는 것을 기억하라. 아이에게 좋은 것을 먹이고 싶은 마음에 위에 심한 부담을 주는 생선, 고기, 달걀 등을 함께 섞어 주지 않도록 한다. 아이가 많이 아프거나 중병에 걸렸다면 이유식을 주지 말고 4~5살이 될 때까지 기다리는 것이 바람직하다. 그러면 콩팥에 부담을 주지 않고 병을 악화시키지 않는다.

어떤 엄마가 걱정스러운 얼굴로 아이를 데리고 와 나에게 도움을 청했다. "선생님, 어떻게 하면 좋아요? 아이가 하루 종일 설사를 하네요! 정말 걱정이에요." 나는 "이유식을 시작했나요?"라고 물으니 그녀는 고개를 끄덕인다. 영양이 좋은 음식을 한시라도 빨리 아이에게 먹이고 싶어 1살도 되지 않은 아이에게 생선, 고기 그리고 유제품을 먹인 것이었다. 아이는 설사만 하는 것이 아니라 심한 피부병까지 앓고 있었다.

"지금까지 먹이던 것을 모두 중단하고 당분간 고구마죽과 쌀죽만 먹이도록 하세요." 고구마죽과 쌀죽에는 위를 건강하게 만드는 요소가 들어 있을 뿐만 아니라 몸에 있는 습기를 없애고 기를 보양하기 때문에 설사나 알레르기가 있는 아이들에게 아주 좋은 치료제라고 할 수 있다. 얼마 후에 아이의 설사가 멈추고 피부 또한 많이 좋아졌다. 또한 아이에게 적합한 음식을 먹였기 때문에 장 점막이 더 이상 손상되지 않았고, 아이가 자라면서 입맛도 좋아져 키가 쑥쑥 자랐다.

바람직한 육아법

1. 모유를 먹이도록 하며 모유를 끊어도 우유를 주지 않는다.
2. 우유, 양젖 그리고 사슴젖과 같은 동물성 우유를 오랫동안 아이에게 먹이지 마라.
3. 생후 6~8개월 사이에 이유식을 주기 시작하되 고구마나 쌀밥 등 탄수화물을 위주로
   하고, 만 8~10개월 이후에는 한 가지 종류의 야채를 조금씩 먹인다.
4. 아이가 2살이 되면 생선, 고기, 달걀 종류의 이유식을 시작한다.

예방주사와 약(藥)만이 유일한 선택인가?

모든 부모는 자식들이 행여 병에 걸릴까 무척 걱정한다. 만약 아이가 고열이라도 나면 마치 뜨거운 프라이팬의 개미처럼 당황하여 어쩔 줄 몰라 한다.

몸에 열이 난다고 해서 걱정하지 마라

아이들이 열이 심하게 나 엎치락뒤치락 하는 것이 나에겐 전혀 생소한 일이 아니다. 지난 10년 동안 자식 다섯이 번갈아 가면서 열이 나곤 했다. 자연율례를 이해하기 전에는 아이 중 하나라도 열이 나면 걱정을 많이 했지만 이제는 몸에서 열이 나는 증상은 인체가 자연율례에 따라 작

동하기 때문이라는 것을 알게 되었다. 즉 어떤 병원균에 감염되면 염증이 일어나는데, 이때 뇌 속에 있는 체온조절 중추가 염증에 대항하기 위해 열을 내는 자연적인 현상이라는 것을 이해한 후에야 아이들이 열이 나도 침착해질 수 있었다.

아이들이 열이 심하게 날 때, 많은 사람이 걱정하는 이유는 '열이 너무 심하게 나면 두뇌를 상한다'라는 생각 때문이다. 그러나 지능이 상하고 뇌염이나 뇌막염 같은 것에 걸리는 이유는 열 그 자체 때문에 일어나는 것이 아니다. 자연율례 입장에서 볼 때, 몸에 열이 나는 것은 신체의 자체 치유능력 때문에 일어나는 일종의 자연적인 방어 현상이라고 할 수 있다. 열을 통해서 신체가 건강해지고 면역능력이 강해지며 몸에 있는 독소를 신진대사를 통해서 몸 밖으로 배출한다. 또한 열이 나는 이 기회를 통해서 지금까지 몸 안에 있던 다른 병까지 완전하게 치유할 수 있다.

정신지체 장애자인 나의 아들은 열이 날 때마다 조금씩 더 건강해지고 기운이 났다. 한 번씩 그렇게 아프고 열이 날 때마다 아들의 머리가 점점 더 명석해지는 것을 발견했다. 또한 천식도 좋아지고 천식 때문에 가슴이 답답하고 목에 가래가 끼던 증상도 갈수록 사라졌다. 이는 열이 날 때마다 병과 싸우면서 아이의 몸이 신진대사를 하기 때문이다. 그래서 열이 한 번씩 날 때마다 더욱 더 좋아지는 것이다.

미열이면 너무 걱정하지 않아도 된다. 그리고 해열제와 같은 약을 먹일 필요는 없다. 아이에게 미열이 있으면 비타민을 주어 열이 내리도록 해야 한다. 예를 들어 야채나 과일즙, 혹은 적당한 비타민제 같은 것들을 먹이도록 한다. 또한 아이를 따뜻한 물에 목욕시키고 물을 많이 마시게

함으로써 열을 내릴 수 있다. 그러면 대개는 2~3일 후에는 열이 많이 내릴 것이다. 열을 내리는 방법에 익숙하지 않거나 위에서 언급한 방법을 믿지 못한다면 의사의 처방을 따르는 게 낫다. 하지만 인위적이고 부적절한 방법으로 인해 아이가 더욱 심해지지 않도록 해야 할 것이다.

예방접종이 정말로 아이의 저항력을 강하게 하는가?

문명의 발달 때문인지 아이들이 태어난 후에 바로 각종 예방접종을 한다. 하지만 그런 예방접종이 아이들에게 정말로 필요한 것일까? 끊임없이 새로운 질병들이 인간의 생명을 위협한다. 이런 질병을 이기기 위해 사람들은 꾸준히 새로운 예방접종과 항생제를 연구하고 개발한다. 대자연과 조화를 이루며 살아갈 생각은 하지 않고 오히려 자연을 망치고 자연의 섭리를 어기기 때문에 이런 병독을 피할 수가 없다. 병균과의 투쟁에서 인간은 절대로 병독이나 세균을 이길 수 없다. 차라리 다음 세대에게 어릴 때부터 환경을 존중하고, 세균 그리고 병독과 평화롭게 지내는 법을 가르쳐야 하지 않을까? 그렇지 않다면 인간이 대자연의 섭리를 무시한 결과로 우리의 후세가 환경에 적응하지 못하고 자신이 항체가 될 기회를 박탈당할 것이다.

자연율례를 따른다는 것이 면역이 주는 효과와 문명의 업적을 부인하자는 것은 결코 아니다. 다만 예방접종은 인체 내에 이미 면역계통이 성립된 후에 그것을 보강하는 차원에서 이루어져야 한다는 점을 강조하고 싶다. 예방접종을 사람이 전적으로 의지해야 할 구원자처럼 여겨서는 안 된다. 그러므로 아이가 태어나자마자 예방주사를 맞혀서는 안 된다.

예방주사를 맞은 후 그 효과가 얼마나 지속되는지도 의문이다. 예방접종을 한다고 해서 영원히 예방이 된다는 것이 아니라는 연구보고가 있었다. 최근 발표에 의하면 대만에서 대대적으로 실행된 B형간염 예방접종을 신생아에게 놓는 것에 문제가 있다는 것이 밝혀졌다. 예방주사를 맞고 15~18년이 지나면, 신체내 20% 이상의 항체와 면역기능이 상실되어 B형간염을 완전히 예방할 수 없다고 한다. 그러므로 예방접종을 하는 시기와 반드시 해야 하는가를 다시 한 번 심각하게 고려해야 한다.

선천적으로 장애가 있는 아이의 상태를 개선할 수 있다

아이의 장애를 피할 수 있는 기회

신문이나 잡지에서 희귀병에 걸린 아이들의 이야기를 종종 읽곤 한다. 또한 그런 아이들을 돌보는 가족들의 이야기를 들으면 참으로 가슴이 아프다. 사실 많은 질병들을 미리 예방할 수 있다. 앞에서 이미 언급한 것처럼 부모가 아이를 임신할 계획을 세우면 어떻게 하면 아이에게 유전적으로 건강한 신체를 물려줄 수 있을 것인지 신중히 생각한 후 임신하도록 해야 한다. 임신한 동안 산모는 자연율례에 따른 생활을 함으로써 자신의 저항력을 증진시키고 자연율례에 따른 아침식사와 세포 피라미드의 방법으로 양생을 하도록 한다. 그렇게 하면 자연적으로 아이의 장애를 줄일 수 있고 건강하고 활달한 아이를 낳을 수 있다.

사람들은 보통 태아가 크면 좋아하는데, 태아가 크면 클수록 좋은 것은 아니다. 보통 건강한 임산부가 임신했을 때 체중이 10kg 이하로 느는 것이 바람직하고 태아는 2.5~3kg 사이여야 분만하는 과정에서 산모와 태아에게 어떤 피해도 주지 않을 수 있다.

경기(驚氣)가 있는 아이

아이가 태어날 때부터 건강이 좋지 않더라도 자연율례를 이해하고 실천한다면 아이의 건강에 대해서 그렇게 걱정하지 않아도 된다. 인간의 몸은 자체의 능력을 이용할 수 있어 신체적 결함을 가지고 태어났다 하더라도 아이 자신이 건강해지려고 노력하면 충분히 건강해질 수 있다. 장애자인 아들뿐만 아니라 자연율례 수강생들의 아이들 중에서도 자연율례를 통하여 나아진 사례들이 많다.

하루에 6개의 달걀을 먹었던 여성 사업가(앞에서 언급했던)가 임신했을 때 심한 알레르기 증상이 일어났었다. 그녀의 말에 따르면 알레르기 증상이 너무 심하여 피부만 가려운 것이 아니라 뼛속까지 가려울 정도였다고 한다. 알레르기 증상을 고치려고 오랫동안 아침에는 양약을 먹고 저녁에는 한약을 먹었지만 효과가 없었다. '쓴 약일수록 효과가 있다'라는 옛사람들의 말을 믿고 더욱 더 쓴 약을 먹었다. 아침에 눈을 떠서 자기 전까지 병을 고치려 하루 종일 약을 먹었다고 한다.

그런데 이 여성은 '산모가 몸이 허약하면 허약한 아이를 낳는다'는 것을 알지만 확고한 우생 관념이 없었기 때문에 임신을 하여 아이를 낳았다. 그런데 아이에게 경기가 있었다. 이 병은 특수한 생리적인 병으로서,

아이가 자라서 방문 손잡이를 잡을 수 있는 나이가 되면 저절로 경기가 사라지거나 줄어든다.

아이가 경기를 일으키면, 갑자기 심하게 울다가 숨이 막히면서 얼굴색이 변했다고 한다. 그렇게 아이가 경기를 일으키며 울다가 '악' 소리를 내는데, 어른이 아이를 안거나 다리를 잡아주면 다시 호흡을 하곤 했다. 물론 이 아이는 키우기 무척 힘들었고 가족 모두가 아이 때문에 많은 스트레스를 받았다. 할머니가 아이를 보다가 갑자기 숨을 멈춘 아이 때문에 너무 놀라 기절한 적도 있었다. 다행히 이웃 사람이 구급차를 불러 할머니와 아이를 병원에 데려가 응급치료를 했다.

아이가 방문 손잡이를 잡을 수 있을 때까지 세월이 흘러 그는 귀엽게 자랐다. 하지만 워낙 약골로 태어나 항상 몸이 약하고 병치레를 많이 하였다. 더군다나 유전적으로 받은 아토피 피부병은 아이를 더욱 더 힘들게 했다.

자연율례를 실천한 후 좋지 않던 아이의 건강이 갈수록 나아지고 그렇게 잦던 병치레도 많이 줄고 심각하던 아토피도 몰라보게 좋아졌다. 처음에 아이는 엄마가 권하는 자연율례 고구마 식사와 세포 피라미드에 따른 식사법을 거절했다. 하지만 선천적으로 몸이 약하다는 것을 알게 된 후 지금은 엄마보다 더 열심히 고구마 식사를 한다.

아이에게 정말 필요한 조기교육은 무엇인가?

매일 밤 9시에 자고도 자신이 원하는 학교에 가다

큰 딸이 고등학교 입학시험을 치를 때, 같은 반 친구들이 매일 정신없이 과외하는 것을 보고 처음에는 자신이 너무 뒤쳐지지는 않을까 걱정했다. 많은 아이들이 국어, 영어, 수학, 과학과 같은 과목을 열심히 과외하는데, 자신은 자연율례에 따라 저녁 9시에 잠을 자야 했기에 많이 불안해했다.

"엄마, 다른 애들은 매일 과외를 받고 집에 가서도 밤늦게까지 열심히 공부하는데, 이러다가 나만 시험에 떨어지면 어떡해?"라고 물어왔다. 나는 확실한 믿음이 있었기에 딸에게 자신 있게 말했다. "걱정하지마. 9시에 잠을 자면 네 두뇌가 충분히 쉴 수 있어 다음날 더욱 활발하게 움직이니 공부하는 데 훨씬 더 도움이 될 거야"라고 말했다. 비록 딸이 제일 좋은 고등학교에는 들어가지 못했지만 집에서 가까운 고등학교에 들어갔다. 딸처럼 자연율례를 정확하게 따라하고 밤 9시에 자는 아이들도 열심히 과외하고 공부하는 다른 아이들과 마찬가지로 자신이 원하는 학교에 들어갈 수 있다는 것을 딸의 입학성적이 보여주었다.

더불어 사는 지혜를 심어줘야 한다

급변하는 환경과 무한경쟁에서 살아남기 위해 요새 부모들은 '아이들에게 조기교육을 시켜야 한다'는 잘못된 생각을 가지고 있다. 아이들이 취학할 나이가 되기도 전에 성급하게 미술학원, 피아노학원, 발레학원, 영어학원, 음악학원, 바둑학원 등 각종 학원에 보낸다. 아이들의 생활이 알게 모르게 백지에서 빽빽한 시간표로 바뀌었다. 부모들이 아이들의 성적과 재능발달에만 신경을 쓰는 동안에 아이들은 단체활동과 점점 멀어져갔다.

하지만 아이들의 지능을 계발하기 전에 우선 아이들의 사회성을 길러줘야 한다. 아이들은 다른 사람과의 접촉을 통해서 대인관계를 이해하게 되고, 어떻게 처신해야 하는지 깨달으며, 협동심을 기를 것이다. 그리고 다른 사람을 존중하게 되고 스스로의 욕구를 절제하는 법과 감정을 표현하는 방법을 배우게 된다. 이렇게 단체활동으로 사회성을 배운 아이들은 다른 아이들보다 책임감이 더 크다. 또 누가 시켜서 공부하기보다는 자발적으로 공부하기 때문에 과외를 따로 하지 않아도 학교 성적이 좋을 것이다.

엄격하게 지능교육만 받은 아이들이 10년, 20년 후에 출세하고 행복할 것이라고 생각하는가? 사실 인간관계가 좋은 사람들이 사회에서 성공할 확률이 더 높다는 통계자료도 있다. 인간관계에서 어떻게 처신할지 알고 있는 사람이 업무능력에서도 다른 사람들보다 훨씬 뛰어나 반에서 일등 하던 아이와 별 차이가 없을 것이다.

집에 다른 사람들을 초대하라

이런 관점에서 육아법을 설명할 때 아이들에게 우선적으로 필요한 훈련은 '지능계발이 아니라 사회성이다'라고 말할 수 있다. 부모가 자신의 행동을 통해서 보여주는 것에는 한계가 있다. 오히려 친구들과의 관계를 통해 아이들은 많을 것을 배울 수 있다. 아이들을 친구 집이나 다른 사람

집에 자주 보내 그들이 다른 사람들과의 만남을 통해서 인간관계를 배우도록 해야 한다.

어릴 적 아버지는 비록 인간관계가 뛰어난 편은 아니었지만 집에 손님이 오면 우리 형제들이 녹두탕(綠豆湯)을 직접 손님에게 대접하도록 했다. 이런 방법을 통해서 형제들의 수줍어하는 습관들이 점점 고쳐졌고 다른 사람들과 어울리는 것을 배우게 되었다. 내 자신이 엄마가 된 후 나 또한 아이들을 위해서 손님을 집에 초대하곤 했다. 그 이유는 아이들이 '녹두탕 정신'을 계승했으면 하는 마음에서였다.

또 다른 중요한 것은 아이들이 사람들을 대하고 존중하고 희생하는 것을 배워야 한다는 것이다.

요즘 사람들은 아이를 적게 낳는다. 그래서인지 아이들을 너무 안하무인격으로 키우는 경향이 있다. 아이들이 사람들과 대화하는 법을 배우고 또한 다수 의견에 따르는 것을 배우는 것은 아주 중요하다. 또 아이들에게 희생에 대해서 가르칠 때 희생과 공유의 차이점을 깨닫도록 해야 한다. 아이에게 사탕 2개가 있을 때 사탕 하나를 다른 사람에게 주는 것은 공유이지만, 아이가 사탕 하나만 가지고 있을 때 그것을 다른 아이에게 주는 것은 희생이다. 희생할 줄 아는 아이는 공유할 줄 아는 아이보다 사람들에게 인기가 있다. 하지만 여기에서 말하는 희생은 마음에서 진심으로 우러나오는 것이지 억지로 하는 것이 아니다.

또한 아이들이 토론과 비난의 차이점을 알아야 한다. 비난은 상대방의 잘못을 들추고 공격하는 것이지만, 토론은 자신뿐 아니라 서로 보호하고 존중하는 것이다. 어릴 적부터 다른 사람을 비난하기보다는 다른 사람과

토론하는 것을 배우고 이해함으로써 인간관계가 더욱 원만해 질 수 있다.

자식을 키운다고 쉽게 늙지 않는다

"결혼이요? 혼자 사는 게 이렇게 편한데 결혼을 왜 합니까?"

"자식이요? 아이 키우는 데 얼마나 많은 돈이 드는데 왜 아이를 낳습니까?"

늦게 결혼하는 추세

만혼은 이미 보편적인 사회현상이 되어버렸다. 신생아의 수도 갈수록 줄어들고 있다. 통계청(한국)에 따르면 2000년도에 태어난 신생아 수가 636,780명이었는데, 2003년도에 태어난 신생아 수는 493,000명이라고 한다. 갈수록 개인주의가 만연하면서 결혼과 자녀양육이 젊은 사람들에게는 책임감으로 다가와 자신의 자유를 빼앗는 골치 아픈 일이 되어버린 듯하다.

한국에서 젊은이들의 결혼이 점점 늦어지면서 남자의 경우 평균 초혼연령이 30살을 넘어버렸다. 지난 1955년 통계자료를 보니, 평균 초혼연령이 여자는 18살, 남자는 21살이었다. 1972년에는 남자 26.7살, 여자 22.6살이었다가, 30여 년만에 남자는 4살이 많아진 30.7살, 여자는 5살이 많아진 27.6살이 되었다.

이렇게 결혼이 늦어지면서 임신이 잘 안 되고 노령 임산부로 인한 문제들이 크게 늘어났으며 동시에 불임률도 계속 상승하고 있다. 이것은 문란한 성문화와도 연관이 있다.

혼자 사는 것은 자연율례를 어기는 것이다

만혼 이외에도 한국에서는 독신주의자가 계속 늘어나고 있다. 한국에서 20~39살의 미혼여성 중 1/4이 독신주의를 고집한다. 많은 여성들이 독신주의를 고집하는 이유는 '귀찮아서'이거나 혹은 '혼자 사는 것이 자유롭기 때문'이라고 한다. 결혼이라는 것이 정말 그렇게 무서운 것인가?

결혼하지 않은 사람들은 '음에는 양이 있고, 양에는 음이 있다'라는 자연율례의 가르침이 시대착오적인 말이라고 생각한다. 그러나 모든 고독한 남자는 아이를 갖지 못하고, 고독한 여자는 오래 살지 못한다. 이 세상의 모든 자연만물은 음양의 조화로 운행되고 서로 균형을 이룬다. 특히 인간은 심리적으로 혹은 생리적으로 음양의 조화와 기혈운행의 균형이 이루어져야 한다.

이것은 성경에도 있는 것처럼, '남자는 여자가 없으면 안 되고, 여자는 남자가 없으면 안 된다'는 도리와 같은 것이다. 특히 결혼해본 적이 없는 사람들은 사실 자신에게 얼마나 많은 잠재력과 사랑이 있는지 잘 알지 못한다. 또한 얼마나 많은 한이 있는가를 알지 못한다. 다른 두 사람이 합쳐졌을 때 '하나와 하나가 합쳐져 둘 이상이 되는' 신기한 시너지효과를 이해하지 못한다.

부모의 결혼생활이 행복하지 않아서 혹은 두 사람이 결혼함으로써 일어나는 시집 식구, 친정 식구들과의 문제를 보면서 결혼을 겁내는 사람들을 많이 봐왔다. 하지만 나는 '인생이란, 역경을 만났다고 해서 앞으로 나아가지 못하는 것은 아니다'라고 자주 말한다. 결혼한 후에 일어날 문제 때문에 결혼을 하지 않는다는 것은 마치 사람들이 태어난 후에 죽어야 한다는 생각 때문에 행복하게 살지 못하는 것과 같다.

특히 많은 여성들이 결혼하지 못하는 이유는 며느리가 되는 것이 무서워서라고 한다. 사실 이것은 잘못된 사고방식이 여성이나 결혼 후 관계에 멍에를 씌운 것이다. 시어머니가 원래 자신의 친부모님은 아니지만 같은 여성이고 또한 사랑하는 남편을 낳고 길러주신 어머니이기 때문에 시어머니를 존중해야 하는 것이지 자연율례를 거스르면서까지 시어머니를 친부모님처럼 생각해서 모실 필요는 없다. 더욱이 스스로에게 '며느리'라는 감당 못할 굴레를 씌울 필요는 없다. 혹은 전통적이고 모범적인 의미의 며느리처럼 생활할 필요도 없다.

결혼 후 형성된 가정에서 제일 중요한 사람은 자기 자신이고, 그 다음에 배우자이며, 그 다음이 자식들, 그리고 마지막으로 자신의 부모님과 배우자의 부모님이다. 이런 순서대로 서로 의지하고 존중하면, 전통적인 가치관에서 멀어질 필요가 없을뿐더러 결혼이나 결혼 후의 문제를 줄일 수 있다. 물론 결혼이라는 것은 인생에서 매우 어렵고 중요한 일이다. 하지만 구시대적인 생각을 버리고 서로 사랑하고 이해하고 도와줌으로써 결혼이 무덤이 아니라 행복의 뿌리가 될 수 있다.

자식을 낳고 기르는 일의 의미

자식을 낳고 기르는 것은 우리에게 정말 좋은 점이 아무것도 없을까? 혹은 아이들이 정말 우리에게 부담만 될까? 결혼 전에 나는 항상 '자식을 많이 낳는다'는 신념을 가지고 있었다. 세 번째 아이를 낳았을 때 중풍이 걸린 후에도 아이 둘을 양자로 들였다. 젊은 사람들에게 자식이 셋이라고 말하면 약간 놀란 표정을 지었다가 다시 둘을 더 입양했다고 하면 잘못 들은 건 아닌지 자신의 귀를 의심하곤 한다.

나는 기독교인으로서 아이들이 예수님의 선물, 즉 하늘이 주신 은혜라고 굳게 믿는다. 더더욱 아이들이 부담이라고 생각하지 않는다. 아이들을 키우기가 힘들고 어렵지만 그 과정에서 아낌없이 주는 것을 배우고 다른 사람들을 보살피는 법을 터득하게 된다. 오히려 아이들을 키우면서 우리 자신이 더욱 성숙해진다.

자식을 낳고 키우는 것과 노화방지의 관계

갈수록 많은 사람이 자식을 낳으려고 하지 않는다. 왜냐하면 '자식을 키우는 것이 곧 노화방지'라는 개념을 모르기 때문이다. 아이를 낳고 키우려면 많은 에너지와 돈이 든다. 사실 얻는 것보다 잃는 것이 더 많다. 하지만 자연율례를 이해한다면 아이들 하나하나가 부담이 아니라 태어날 때부터 하늘의 자식이라는 것을 알게 될 것이다. 만약 부모의 생활이 간소해지고, 간단한 식생활과 간소한 생활습관으로 아이를 키운다면, 아이들을 키우는 데 경제적으로 큰 부담이 되지 않을 것이다. 또한 아이들이 부모에게 경제적 부담이 아니라 행복을 가져다주는 천사라는 것을 알게 된다. 결국 아이를 낳아 기르는 것이 힘들지만은 않고, 오히려 그들의 인생에 더욱 더 많은 행복과 달콤한 성취감을 가져다준다는 것을 깨닫게 된다.

우리 부부는 다섯 명의 아이들을 키운다. 나는 신께서 아이들 개개인이 먹을 충분한 양식을 주셨다고 믿는다. 또한 옛사람들의 말에 의하면, 아이들은 이 세상에 태어날 때 자신이 먹을 것을 가지고 태어난다고 한다. 아이들을 키우는 과정에서 물론 힘든 때도 있었고 아이가 하나씩 더 생길 때마다 할 일은 더욱 더 많아졌지만, 우리들은 생활에서 오는 어려움을 긍정적으로 받아들였다. 더욱 흥미로운 점은 아이들이 우리에게 더 많은 에너지를 준다는 것이다. 우리들이 하는 일이 잘돼 갈수록 기회가 많아져 경제적으로 자연스럽게 균형을 이루게 되었다.

부모가 늙었을 때, 아이들이 반드시 경제적으로 보답하거나 부모를 돌봐준다고는 장담할 수 없다. 하지만 '노후준비'란 개념은 그렇게 편협하지 않다고 생각한다. 오히려 노후준비 이상으로 아이들은 평생의 버팀목과 관심의 대상으로서 큰 의미가 있다. 이런 관점에서 볼 때, 아이들을 키우는 것이야말로 진정한 노후대책이다. 피가 물보다 진하다는 말처럼 가족의 정은 그 어느 것보다도 강하다. 같이 살면서 갈등이나 다툼이 있어도 가족은 역시 가족이다. 가족의 사랑은 세상에서 가장 따뜻한 것이다.

인간은 결혼생활의 쓴맛과 단맛, 아이들을 키우면서 희로애락을 느끼는 부모의 역할을 선택할 수 있다. 그러면 나이가 들어 자식들이나 손자들을 보면서 행복해 하는 삶을 살 수 있다. 반대로 편안한 독신생활을 선택해서 웃음이 없는 독립적인 삶을 살 수도 있고, 나이 들어 외로운 여생을 살아갈 수도 있다. 이 두 가지를 비교해보면 현명한 사람은 어떤 것이 스스로를 위한 선택인지 잘 알 것이다.

자연율례 10단계 과정

※ 이것은 자연율례 센터의 강의 프로그램입니다

제 1단계   자연율례주장 (식이요법)
제 2단계   물리치료와 경락, 생리·심리현상
제 3단계   경락·혈위 진료와 부인과 이론
제 4단계   정확한 지식과 각종 이론에 대한 탐색
제 5단계   현학 탐색
제 6단계   종교 탐색
제 7단계   자신과 다른 사람의 특질 이해
제 8단계   귀인을 찾아서
제 9단계   여자·남자
제 10단계 신의 자식

자연율례에서 강조하는 생활 원칙

※ 부록은 옮긴이가 지은이의 가르침을 바탕으로 재구성한 것입니다

1. 인간에게 필요한 면역 성분은 인간의 몸에 존재한다. 그렇기 때문에 신체의 일부분이 부러져 수술이 반드시 필요한 경우를 제외하고는 병이 들었을 때 약이나 수술은 필요 없다.

2. 건강을 위해서는 정확한 지식(政見)이 필요하다. 가족을 위해 3시간 동안 정성들여 끓인 탕에는 우리가 얻고자 하는 단백질이 이미 고열에다 파괴되었다. 즉, 저질 단백질로 변해 소화하는 데 오랜 시간이 걸려 결국 위에 부담이 된다.

3. 병이 걸리는 근본 원인은 마음에 있으므로 정신 건강이 중요하다.

4. '인간은 태어나(生) 성장하고(長) 늙어(老) 죽는다(死)'라는 것이 사람들

의 일반적인 생각이다. 하지만 인간은 적어도 120살까지 건강한 상태로, 병 없이 살다 죽을 수 있다고 한다. 120살까지 여자는 30살의 외모를 유지하고, 남자는 25~40살의 외모를 유지하면서 살 수 있다.

5. 여자 나이 18세 이후 그리고 남자는 25살 이후에 섹스를 하는 것이 건강에 좋다. 특히 여자의 경우 18살 때까지 자궁이 완전히 성장하지 않기 때문이다.

6. 자연율례는 채식주의를 강요하지 않는다. 대신 기후에 따라 섭취해야 하는 육류가 다르다고 주장한다. 예를 들어서 여름에는 되도록 고기를 먹지 않으며 겨울에는 고기를 먹어도 된다고 한다. 고기와 같은 단백질을 요리할 때는 육개장이나 갈비탕처럼 오래 삶거나 끓이기보다는 불고기나 샤브샤브처럼 빨리 익히는 것이 위가 소화하는 데 부담이 없다.

7. 보통 인간이 육류를 소화하는 데는 1~2시간이 걸리지만, 갈비탕이나 곰탕처럼 오래 끓인 고기들을 소화하는 데는 4~8시간이 걸린다. 그런가 하면 야채, 과일 그리고 밥을 소화하는 데 걸리는 시간은 30분 정도에 불과하다. 그래서 고기를 먹은 후 밥, 야채 그리고 과일을 먹으면 잘 소화되지 않는다. 아직도 위에 있는 고기가 소화되지 않고 남아 있기 때문에 이미 소화된 밥, 야채, 그리고 과일들이 내려가지 못하고 썩거나 산성으로 변하여 신체에 해를 준다.

8. 신토불이(身土不二), 즉 제땅, 제철의 음식이 우리에게 가장 적합하다.
예를 들어 한국인에게 맞는 것은 밥이지 추운 지방에서 나오는 밀가
루 음식이 아니라는 말이다.

9. 미음이나 죽은 환자에게 전혀 도움이 되지 않는다. 음식을 씹을 때 침
에서 나오는 효소가 면역성을 키우기 때문에 아무리 중환자라도 죽
대신 씹을 수 있는 밥이 더 효과적이다.

10. 낮잠을 오래 자면 간이 상하므로 되도록 45분 이상 넘지 않도록
한다.

자연율례에 따른 하루 세 끼 식단

| 아침식사 |

- 아침식사의 80~90%가 우리 몸에 흡수된다.
- 아침 5시 30분부터 7시 30분 사이에 하는 것이 가장 이상적이지만 적어도 9시 전까지는 끝내야 한다.
- 밥 1 + 야채 2 + 고구마 1 + 과일 1 (밥과 고구마의 비율은 1:1, 야채 2가지, 과일 1가지)

밥 : 밥에 들어 있는 탄수화물은 에너지를 공급하며 섭취한 음식을 영양분으로 만드는 역할을 한다. 잡곡도 가능하지만 두 가지 이상 섞으면 위에 부담을 주므로 섞지 않도록 한다. 환자와 6살 이하의 어린이에게는 소화하기 힘든 잡곡밥 대신 흰쌀밥을 주도록 한다.

고구마 : 여름에는 되도록 쪄서 먹어야 한다. 이때 밥과 같이 찌면 고구마에서 당분이 나와 밥이 쉽게 상하니 따로 찌도록 한다. 겨울에는 구워 먹어도 괜찮다. 하지만 반드시 껍질째 먹도록 한다.

야채 : 두 가지 종류의 생야채를 먹도록 하는데, 밥과 김치가 보약이다. 특히 고추에 들어 있는 비타민은 레몬의 100배에 달한다.

과일 : 반드시 제땅, 제철의 과일이어야만 한다. 시장이나 슈퍼에서 비싸게 파는 수입산 과일들은 우리에게 전혀 도움이 되지 않을 뿐만 아니라 오히려 해가 되니 먹지 않도록 한다. 야채나 과일 껍질에는 인간의 피부가 모든 세균을 차단시키는 것처럼 과일과 야채 속을 보호하는 면역 성분이 들어 있고 알칼리성이기 때문에 반드시 껍질째 먹도록 한다.

| 점심식사 |

- 사람의 몸은 점심식사의 20~30%를 영양분으로 흡수한다.
- 12~1시 사이에 하는 것이 바람직하다.
- 밥 1 + 익힌 야채 2 + 과일 1

점심식사 시 주의할 사항은 야채를 익혀 먹어야 한다는 것이다. 또한 야채를 익힌 후 20분 안에 먹지 않으면 야채가 상한다. 20분이 지나면 먹어봤자 백해무익하다. 한국 사람들이 콩나물 무침이나 야채 무침을 한꺼번에 만드는데 이것에 대해서 심각하게 생각해봐야 한다.

| 저녁식사 |

- 저녁식사의 10% 밖에 우리 몸에 흡수되지 않는다.
- 6시에 하는 것이 바람직하다.
- 점심식사와 같음.

8시 이후에는 되도록 음식 섭취를 삼가야 한다. 8시 이후가 되면 우리의 몸이 차가워지기 때문에 익지 않은 음식, 즉 야채나 과일은 먹지 않도록 한다.

각각의 신체기관이 활동하는 시간

신체기능이 활동하는 시간을 간단히 살펴봄으로써 자연에 순응하여 잠자고 식사하는 것이 왜 중요한지 알 수 있다. 인간의 신체기관은 활동하는 시간이 각각 다르다고 한다. 다음은 각각의 기관이 활동하는 시간이다.

오후 9~11시 : 인간의 면역력이 기능을 발휘하는 시간이기 때문에 암 환자 등 중병환자들은 반드시 이때 잠자는 것이 중요하다. 또한 6살 이하의 어린이는 8시 전에 잠을 자야 하며 3살 이후의 아기는 낮잠이 필요 없다.

밤 11~1시 : 담, 즉 쓸개가 기능을 발휘하는 시간으로 신체는 이미 완전한 휴식 상태에 있어야 한다.

오전 1~3시 : 간이 기능을 발휘하는 시간이므로 이때 우리 몸에 있는 불필요한 분비물을 배출한다. 간이 제대로 기능을 발휘하기 위해서는 완전한 숙면이 필요하다.

오전 3~5시 : 폐의 기능이 발휘되는 시간이다. 이때 환자들이 기침하는 것은 간이 기능을 발휘하여 기침을 통해서 분비물을 배출하기 때문이다.

오전 12~4시 : 척추의 기능이 발휘되는 시간으로 이때 피가 생성된다.

오전 5~7시 : 이때 몸의 분비물이 소변과 대변으로 배출되기 시작하므로 대변을 7시 전에 보는 것이 가장 바람직하다.

오전 7~9시 : 이때 작은창자의 기능이 발휘되면 우리 몸에서 영양분을 받아들이기 시작한다. 작은창자가 기능을 발휘하는 시간인 7시 전에 아침식사를 끝마쳐야 한다. 그래서 자연율례에서는 아침식사를 6시 30분에 하라고 권한다. 만약 9시 전에 아침식사를 하지 않으면 작은창자는 우리 몸에 남아 있는 분비물을 영양분으로 섭취하기 때문에 이것이 병의 원인이 된다.

내 몸을 살리는 고구마의 진실!

고구마는 언제부터 먹었을까?

1590년 이시진이 쓴《본초강목》을 살펴보면 고구마에 대해 "고구마는 맛이 달고 성질이 부드럽다. 효력은 산약(마의 덩이뿌리로 원기회복과 당뇨병 등에 효과가 있음)과 같으며 섬사람은 오곡을 먹지 않고, 고구마만 먹고도 오래 사는 이가 많았다"고 기록하고 있다. 이처럼 고구마는 조선시대부터 건강에 도움을 주는 식품으로 알려져 왔다.

고구마의 원산지는 멕시코에서 남아메리카에 이르는 지역으로 추정되지만, 명확히 밝혀지지는 않았다. 일반적으로 약 2천년 전부터 중·남 아메리카에서 재배한 것으로 추측하고 있다.

우리나라에는 영조 39년(1763년) 조선통신사 조엄이 일본 대마도에서 구해온 고구마 종자를 제주도와 부산에 뿌리면서 고구마 재배가 시작되었다. 곡식을 대신할 수 있어 구황작물로 널리 보급되었다.

고구마를 먹으면 어떤 점이 좋을까?

첫째, 대장암, 폐암 등 암을 예방할 수 있다.

고구마를 하루에 반개씩 규칙적으로 먹는 것만으로도 대장암과 폐암 등 암을 예방할 수 있다. 도쿄대학교 의과학연구소는 "고구마의 발암 억제율은 98.7%로 당근, 단호박 등 항암효과가 있는 채소 82종 가운데 1위"라고 발표했다. 이처럼 고구마가 항암효과가 있는 이유는 고구마에 함유된 베타카로틴과 글루타치온 성분 때문이다. 이 성분은 몸이 산성화되는 것을 막아주고, 항암작용을 돕는다.

둘째, 고혈압, 당뇨병, 뇌졸중 등 성인병을 예방할 수 있다.

2008년 11월 20일, 'KBS 생로병사의 비밀'에서는 고구마가 혈압과 혈당을 낮춘다는 내용을 방영했다. 고구마의 혈압조절 효과는 고구마에 함유된 안토시아닌 성분 때문이다. 안토시아닌은 동맥경화와 노화방지에도 효과가 있다. 안토시아닌 성분은 고구마 껍질에 많이 들어 있기 때문에 고구마를 먹을 때는 껍질째 먹는 것이 좋다.

또한 고구마에는 칼륨 성분이 많아 몸속에 남아 있는 나트륨을 소변과 함께 배출하여 고혈압 등 성인병을 예방하고 뇌졸중을 막는다. 그뿐만 아니라 몸에 나쁜 저밀도 콜레스테롤을 배출하는 능력이 매우 뛰어나 혈중 콜레스테롤의 농도를 정상으로 유지하며, 식후 혈당치가 급격히 올라가는 것을 완화하는 등 당뇨병 예방에도 효과적이다. 이러한 효과에 대해 2004년 미국 당뇨학회지는 "고구마가 제2형 당뇨에서 혈당을 조절한다"고 발표하기도 했다.

셋째, 변비치료에 효과적이다.

고구마를 자를 때 우윳빛 액체가 나오는 것을 본 적이 있을 것이다. 이 것을 얄라핀이라고 하는데, 변을 무르게 해줘서 변비 해소에 도움을 준다. 그뿐만 아니라, 고구마에는 풍부한 식물성 섬유가 함유되어 있어 대장운동을 활발하게 하고, 장 속에 이로운 세균을 늘려 배설을 촉진한다. 따라서 고구마를 꾸준히 먹으면 십이지장, 대장, 직장 등의 활동이 원활해져 숙변이 제거되고 주근깨나 기미 개선에도 효과가 있다.

넷째, 야맹증 및 시력회복에 도움이 된다.

요즘 텔레비전, 컴퓨터 등의 영향으로 사람들의 시력이 과거에 비해 떨어진다고 한다. 고구마에는 눈에 좋은 영양소로 알려진 카로틴이 함유되어 있어, 고구마를 꾸준히 먹으면 야맹증을 치료하고 시력이 떨어지는 것을 막을 수 있다.

다섯째, 피로회복에 좋다.

고구마에는 비타민의 집합체라고 해도 될 만큼, 비타민이 전부 들어 있다. 당질의 분해를 도와 피로 회복에 도움을 주는 비타민 B1, B2, C를 비롯하여, 젊어지는 비타민으로 널리 알려진 비타민 E가 고구마에 많이 함유되어 있다. 특히, 고구마의 비타민 C는 전분 사이사이에 들어 있어, 조리를 해도 70~80%가량 남기 때문에 익혀 먹어도 효과를 볼 수 있다.

독자들이 궁금해 하는 질문과 답변

※ 독자들이 가장 궁금해 하는 질문에 대해
  옮긴이가 지은이의 가르침을 바탕으로 답변한 것입니다.

1. 고구마 식사란 무엇인가요?

고구마 식사란 자연율례에서 말하는 아침 식사를 말합니다. 고구마, 밥 그리고 채소 두 가지와 과일한 가지를 곁들여서 아침에 먹는 것입니다. 이 때 고구마의 양은 100g 정도로 하되, 질병이 있는 분은 고구마의 양을 2배로 늘려야 합니다. 밥량은 고구마를 먹기 때문에 평소의 절반 정도를 먹습니다.

2. 채소와 과일은 어느 정도 먹어야 하나요?

본인의 평소 양껏 먹되, 위에 부담이 되지 않게 하는 것이 중요합니다. 그리고 고구마만으로 아침을 먹지 말고, 밥과 채소, 과일 등을 함께 먹는 것이 효과가 좋습니다.

3. 고구마를 어떻게 먹어야 하나요?

고구마는 쪄서 껍질째 먹어야 합니다. 고구마의 껍질은 알칼리성이고 고구마 속은 산성이기 때문입니다. 또한 고구마 껍질에는 베타카로틴과 같은 좋은 영양분이 많이 들어 있기 때문에 고구마의 영양소를 전부 섭취하려면 껍질째 먹어야 합니다.

또 밥을 할 때 고구마를 함께 찌는 경우도 있는데, 고구마에서 나온 당분 때문에 밥이 상하거나 밥의 성분이 변질될 수 있으므로 되도록 따로 찌는 게 좋습니다.

4. 고구마 식사를 할 때 반찬이나 국, 찌개는 어떻게 먹어야 하나요?

기본적으로 채소 두 가지, 과일 한 가지를 먹되, 반찬은 되도록 채소 위주로 드십시오. 가공식품과 육류는 피하시고요. 또한 곰탕처럼 오래 끓이고 육개장처럼 자극적인 국과 찌개는 피하는 것이 좋습니다.

5. 고구마를 오후에 먹으면 안 좋은가요?

12시가 지나면 신체의 신진대사 기능이 떨어지기 때문에 고구마에 있는 당이 몸에 쉽게 누적됩니다. 그러므로 당뇨병이나 류머티즘이 있는 사람들의 경우 12시 이후 그리고 매일 100g 이상은 먹지 않도록 해야 합니다.

6. 고구마를 반드시 쪄서 먹어야 하나요?

네, 고구마는 날 것으로 먹지 않는 것이 좋습니다. 고구마는 껍질째 먹어야 고구마에 들어 있는 영양분을 충분히 섭취할 수 있습니다. 그런데 생고구마를 껍질째 먹으면 껍질에 붙어 있는 기생충 알을 함께 먹을 수도 있고, 소화력이 약한 사람은 위가 상하기도 합니다.

7. 전자레인지에 고구마를 쪄도 되나요?

아니요, 어떤 음식이든 전자레인지를 사용하는 것은 좋지 않습니다. 전자파가 음식의 영양소를 파괴하기 때문이지요. 고구마를 매일 쪄서 먹는 게 쉬운 일은 아니겠지만 가족과 자신의 평생 건강을 위해서 그 정도는 투자할 수 있지 않을까요?

8. 고구마는 체질과 상관없나요?

한의학에서는 체질에 따라 음식을 가려 먹어야 한다고 말합니다. 하지만 한의학과 서양의학을 두루 섭렵하고, 수많은 임상사례를 가지고 있는 저자 진견진에 따르면 고구마는 체질과 큰 상관이 없다고 합니다. 또한 고구마에 들어 있는 식이섬유와 베타카로틴 같은 물질의 효능 역시 체질과 큰 관계가 없습니다.

9. 당뇨가 있는데, 고구마를 먹어도 괜찮을까요?

당뇨병 환자는 고구마를 100g 이하(어린이 주먹 크기)로 먹어야 합니다. 고구마의 당 성분이 몸에 누적될 수 있기 때문입니다. 당뇨병이 있다면 점심 이후에는 절대 고구마를 먹지 말아야 합니다. 오후에는 우리 몸의 신진대사 효율이 떨어져 당이 쉽게 몸에 쌓이게 됩니다.

10. 어떤 고구마가 좋은가요?

기본적으로 모든 고구마에는 이 책에서 설명하는 효능이 있습니다. 호박고구마, 밤고구마, 자색고구마, 물고구마 어떤 것이든 상관없습니다. 하지만 껍질색깔이 붉고 고운 것에 베타카로틴이 상대적으로 더 풍부하다고 합니다.

11. 고구마 대신 감자를 먹어도 되나요?

고구마와 감자를 비교할 때 감자보단 고구마가 낫다고 합니다. 하지만 여름처럼 고구마를 구하기 어렵다면 대신 감자를 드셔도 좋습니다.

12. 과일과 채소는 어떤 것을 먹어야 하나요?

제철에 나는 과일과 채소를 드십시오. 되도록 색이 진한 것이 좋다고 합니다.

13. 고구마 식이요법과 회춘 생강술에 대한 방송을 보았습니다. 생강술을 직접 만들려고 하는데, 미주란 무엇을 말하나요?

말 그대로 쌀로 만든 술을 말합니다. 하지만 막걸리나 동동주처럼 탁한 술은 사용하지 말고, 청주처럼 맑은 술을 사용해야 합니다. 또 화학주가 아닌 안동소주처럼 전통소주를 사용하기 바랍니다.

14. 딸아이가 생리통이 심하고, 생리불순입니다. 생강술이 도움이 될까요?

생강술은 여성의 생리불순, 생리 전 증후군, 갱년기 증상 개선에 도움을 줍니다. 생강술을 만드는 과정에서 알코올 성분이 날아가므로 아이 역시 마실 수 있습니다. 폐경기 여성이나 남성의 경우에는 생강술을 마시면 회춘효과를 얻을 수 있습니다.

15. 생강술은 얼마나 먹어야 하나요?

특별히 정해진 기간은 없습니다. 몸에 특별한 이상이 없다면 건강을 위해 평생 마셔도 좋습니다.

16. 생리주기가 일정치 않은데, 어떻게 하나요?

생리가 불규칙하다면 어림잡아 생리 시작 일주일 전에 마시되 생리를 시작하면 복용한 지 일주일이 안 되었더라도 생강술 복용을 중단합니다.

내 인생의 축복, 진견진 선생님을 만나다

세상에… 그녀가 48살이라니!

이 책과의 인연은 우연히 참가한 성경공부 모임에서 아그네스를 만나면서 시작되었습니다. 다른 성경공부 모임과는 달리 성경만을 공부하는 것이 아니라 매주 다른 주제를 가지고 전문인들을 초청해 이야기를 듣거나 혹은 비디오나 책을 통해 삶에 도움이 될 만한 내용을 토론하는 형식으로 운영되었습니다. 그래서인지 매주 홍콩 여성 30~40명이 모이는 규모였습니다. 그 날도 건강을 주제로 산부인과 의사를 초청해 갱년기, 암 예방에 관한 이야기를 듣고, 마지막으로 아그네스가 지난 4년 반 동안 해온 '내추럴 다이어트'를 소개했습니다.

나를 비롯한 모든 사람들이 그녀에게 끌리기 시작한 것은 왕년의 영화배우였던 그녀의 미모가 아니라 반짝이는 피부 때문이었습니다. 화장기라곤 전혀 없는 그녀의 피부는 보톡스 주사나 성형수술을 통해 인공적으로 만들어진 것과는 차원이 달랐습니다. 마치 아주 잘된 밀가루 반죽처럼 단단하면서도 반짝거렸습니다. 팽팽하고 건강해 보이는 그녀의 피부는 20대 여성의 피부보다 훨씬 더 매력적이었습니다. 피부만 반짝이는 것이 아니라 그녀의 눈빛도 반짝거렸습니다. 그녀는 '건강' 그 자체였습니다. 게다가 군살이 전혀 없는 그녀의 몸매는 생생한 피부와 자연스럽게 조화를 이루어, 처진 얼굴로 20대의 몸매와 옷차림을 한 내 또래의 중년 여자들과는 사뭇 다르게 보였습니다. 그런 그녀의 모습은 진한 화장, 비싼 옷과 보석으로 치장했지만 얼굴에 나타난 세월의 흔적을 가릴 수 없는 중년 여성의 참석자들을 무색하게 만들었습니다. 그런데 30대 초반으로 밖에 보이지 않는 그녀가 48살이라니!

아그네스는 지난 4년 반 동안 그녀와 그녀 가족뿐만 아니라 가까운 친지들까지 모두 '내추럴 다이어트' 덕분에 젊어지고 건강해졌다고 했습니다. 그렇기 때문에 자신만이 알기에는 죄스러워 이렇게 사람들 앞에 나와서 이야기하는 것이라고 말했습니다. 아그네스의 네 자녀도 '내추럴 다이어트'를 바탕으로 한 식생활을 어렸을 때부터 했기 때문에 거의 잔병치레를 하지 않고 건강하다고 했습니다. 웬만한 병에 걸려도 우리 몸 자체의 치유능력을 믿기 때문에, 병원에 가서 병명이 무엇인가만 확인한 후에 의사가 주는 약을 먹이지 않고 단지 '내추럴 다이어트'로 치료한다고 합니다.

내추럴 다이어트의 비결

20분 동안 그녀가 말한 내추럴 다이어트의 핵심내용은 신토불이(身土不二), 즉 제땅, 제철의 음식을 제 시간에 맞게 먹어야 한다는 것이었습니다. 예를 들면, 우리나라는 미국 등 다른 나라의 환경과 다르므로 우리는 이 땅에서 재배한 쌀이나 야채를 먹는 것이 가장 자연스럽고 올바른 식생활입니다. 그런데 우리는 슈퍼에 가서 외국에서 수입한 바나나나 망고 혹은 키위 등을 아무 생각 없이 사곤 합니다. 그런 과일들은 열대지방 사람들에게 좋은 것이지 한국 사람들에게는 맞지 않습니다. 또한 아침식사를 밥 대신 빵과 커피로 대신하는 사람들이 많은데 추운 지방에서 재배되는 밀가루보다 한국에서 재배한 쌀이 한국 사람에게 적당합니다.

그녀는 제땅, 제철, 그리고 제 시간에 맞는 식생활 외에 아침식사에 고구마를 반드시 먹으라고 강조했습니다(대만에서는 '내추럴 다이어트'를 일명 '고구마 식사'라고도 합니다). 내추럴 다이어트를 120일간 꾸준히 하면 건강해질 뿐 아니라 환자들의 병이 많이 치유되고 웬만한 중환자들도 많은 효과를 본다고 하였습니다. 여기에 대해서는 본문에 자세하게 설명될 것입니다. 무엇보다도 내추럴 다이어트는 아주 간단하고 쉽기 때문에 누구나 할 수 있고 제땅, 제철의 음식을 섭취하기 때문에 식비가 50% 이상 준다는 것입니다.

만약 아그네스가 보통의 중년 여성처럼 처지고 푸석하거나 아픈 얼굴을 하고 내추럴 다이어트에 관한 이야기를 하였다면 아무도 들으려고 하지 않았을 것입니다. 아주 잘된 밀가루 반죽처럼 반짝이는 피부와 48살임에도 불구하고 30대 초반으로 보이는 건강한 그녀가 내추럴 다이어트를 말했기 때문에 모든 사람들의 관심을 끌었다고 생각합니다.

그녀가 내추럴 다이어트에 대해서 이야기를 하면서 무엇을 팔거나 새로운 이론을 주장했다면 한번 스쳐가는 유행 다이어트라고 생각했을 것입니다. 그러나 우리가 자라면서 우리들의 할머니나 어머니에게 들었던 지혜들을 체계적으로 풀어냈기 때문에 의심하기보다는 계속 감탄하고 수긍하면서 들었습니다.

대만이나 홍콩에서 이미 많은 사람에게 알려진 내추럴 다이어트의 창시자는 대만에 있는 진견진 선생님이라고 했습니다. 아그네스가 4년 반 전에 이틀 동안 받은 교육은 진견진 선생님의 이론인 자연율례(自然律例)의 1/10밖에 되지 않는 기초단계이며 가장 기본적인 내용이라고 합니다. 아그네스는 자연율례를 간단하고 쉽게 내추럴 다이어트라고 했지만 사실 책을 번역하고 진견진 선생님에게 직접 교육을 받으면서 내추럴 다이어트로 표현하기에는 너무도 부족하다는 생각이 들었습니다.

내추럴 다이어트 하면 사람들은 대개 다이어트나 음식에 관한 것만을 의미한다고 생각할 것입니다. 하지만 자연율례는 식생활은 물론 우리의 전반적인 생활 그리고 자연과 인간의 관계에 걸친 심오하고 광범위한 하나의 생활철학이라고 할 수 있습니다.

물론 이 책에서는 10권이라는 엄청난 분량에 속하는 자연율례 이론 중 가장 근본이 되는 내추럴 다이어트, 즉 자연율례에 입각한 식생활을 다룬 것입니다.

진견진 선생님이 유명해진 이유

　진견진 선생님은 원래 약골로 태어난 데다 가난한 집안을 돕고자 어릴 적부터 막노동을 해 13살 때 이미 중병에 걸렸습니다. 의사들도 포기한 그녀를 살린 것은 뜻밖에도 그녀의 엄마가 구해온 길거리의 하찮은 풀잎이었습니다. 구사일생으로 살아난 그녀는 이 일을 계기로 자연의 위대한 힘을 느끼게 되었습니다. 그 후에도 그녀는 암, 당뇨병, 간질환, 요실금, 신장병 그리고 심장병 등 온갖 중병으로 병원에서 거의 살다시피 살아왔습니다. 그런 그녀의 허약한 체질을 받고 태어난 3명의 자식들은 신생아 때부터 온갖 중병으로 시달려 병원과 한의원의 신세를 져야 했습니다. 그런데 병이 낫기는커녕 점점 더 나빠지자 더 이상 서양의술이나 한방의술에 기댈 수 없다는 것을 깨달았습니다.

　그녀는 '인간은 이렇게 병으로 고생하면서 살아야 하는가? 하느님이 인간을 고통받으라고 만든 것은 아닐 것이다. 분명이 아프지 않고 살아갈 수 있는 방법이 있을 것이다'라고 생각했습니다. 어릴 적 의사도 포기한 자신의 병을 하찮은 풀이 치료하지 않았던가? 그녀는 자신과 자신의 자식들을 살리기 위해 스스로 연구하고 공부하면서 치료하기 시작했습니다. 지난 5천 년간 내려오는 황제내경 등 전통의학과 민간요법을 18년 동안 중국에서 공부하고 그 방면의 전문가들을 찾아다니면서 배웠습니다. 그동안 자신이 실험 대상이 되어 온갖 약초를 다 먹어봤다고 합니다. 그러는 와중에 자신과 자식들의 병이 나았을 뿐만 아니라 건강을 되찾았다는 것입니다.

　지난 18년간의 연구를 통해서 그녀가 얻은 결론은, 병을 치료하기 위해서는 어떤 약이 필요한 것이 아니라 정확한 식사와 수면을 통해 아무리 허약한 사람들도 건강을 되찾을 수 있다는 것이었습니다. 이런 그녀의 연구와 경험을 바탕으로 만들어낸 이론이 자연율례입니다. 내추럴 다이어트는 진견진 선생님이 창시한 이론인 자연율례의 기초에 불과했습니다. 그 후 그녀는 자신의 이론을 아는 사람들, 특히 아픈 환자들에게 소개하기 시작했습니다. 그녀의 이론이 사람들의 입에서 입으로 전해져 이제는 진견진 선생님의 강의를 들은 사람들이 대만과 홍콩에서 수천 명에 이르게 되었습니다. 지금도 대만 타이페이 시내 '자연율례 센터'에서는 매일 수많은 사람이 그녀의 강의를 듣고 있습니다.

그녀의 강의를 듣는 사람들 중에는 암, 고혈압, 당뇨병 등을 앓은 중병 환자들로서 이미 병원에서 가망이 없다는 진단을 받은 이들이 많습니다. 처음에는 지푸라기를 잡는 심정으로 그녀를 찾아옵니다. 그들은 진견진 선생님을 통해 어떤 신비한 약이나 치료법을 얻길 기대합니다. 하지만 단지 제땅, 제철 음식의 섭취와 자연의 이치에 따르는 생활을 통해서 건강을 회복할 수 있다는 말에 반신반의합니다. 이미 의사들까지 포기한 그들은 더 이상 잃을 것이 없기에 진견진 선생님의 내추럴 다이어트를 시도해봅니다. 그리고 놀랍게도 많은 사람이 큰 효과를 본다고 합니다. 그 중에는 유명한 기업인, 연예인, 의료인, 공무원들도 있습니다.

고구마처럼 좋은 보약은 없다!

내추럴 다이어트를 일명 '고구마 식사'라고 하는 이유는 아침에 반드시 고구마를 먹어야 하기 때문입니다. 하찮은 것이라고 해서 평소 거들 떠보지도 않던 고구마가 보약보다 더 좋다고 합니다. 과거 우리나라가 가난할 때, 배를 채우기 위해서 먹었던 싸고 흔한 고구마가 보약이라니! 고구마가 변비는 물론 암과 고혈압을 예방한다고 합니다. 특히 고구마 껍질은 알칼리성이므로 껍질째 먹어야 우리 몸의 산성화를 막을 수 있습니다. 또한 비타민이 풍부하여 노화방지, 원기회복에 좋을 뿐 아니라 야맹증 치료와 시력 향상에도 효과가 있다고 합니다. 게다가 체력을 보강하고 위장을 튼튼하게 해준다니 이처럼 좋은 보약이 어디 있겠습니까?

특히 고구마에 풍부하게 들어 있는 식물성 섬유는 변비, 비만, 지방간, 대장암을 예방할 뿐만 아니라 콜레스테롤의 수치를 낮추고 인슐린 분비를 줄여 성인병을 예방하는 효과가 있다고 합니다. 하지만 진견진 선생님은 오후 12시가 지난 후 고구마를 먹게 되면 알칼리성이었던 고구마가 산성으로 변한다고 합니다. 그래서 12시 이후에는 고구마를 먹지 말라고 합니다.

본문에서 자세히 나오겠지만, 자연율례의 가르침을 통해서 저녁 위주의 식생활을 아침 위주의 식생활로 바꾸는 것이 중요합니다. 우리가 먹는 아침식사는 90% 이상이 흡수되는 반면, 점심식사는 20~30% 밖에 흡수되지 않고, 저녁식사는 겨우 10%만 흡수된다고 합니다. 그리고 아침식사는 아침 9시 전에 반드시 끝내야 하고, 완전한 효과를 보려면 새벽 6시 30분 전에는 완전히 끝내야 합니다. 아침식사는 '밥 1+과일 1+야채 2+고구마 1'로 먹어야 한다고 합니다.

드디어 진견진 선생님을 만나다

　망설이는 아그네스를 조르고 졸라 사람들을 모아 매주 목요일마다 그녀의 강의를 듣기 시작했습니다. 아그네스에게 배우면 배울수록 그녀가 말하는 내추럴 다이어트는 진견진 선생님이 주장하는 자연율례 이론의 10% 밖에 되지 않는다는 것을 알게 되었습니다. 또한 배우면 배울수록 이 훌륭한 이론을 저만 알기에는 너무도 아깝고 미안하다는 생각이 들어 우선 제가 운영하는 인터넷 카페에 올리곤 했습니다. 시간이 가면 갈수록 간단하면서도 쉬운 이 내추럴 다이어트를 식구들에게, 친구들에게 그리고 한국인들에게 알리자는 생각이 들었습니다. 그러다가 진견진 선생님의 이론을 책으로 출판하자는 데까지 이르게 되었습니다. 시간이 가면 갈수록 이 생각은 더욱 더 확고해졌습니다. 아니 어쩌면 이것은 저의 사명(Mission)이라는 생각이 들었습니다.

　결국 대만에 가서 진견진 선생님을 만났습니다. 처음 그녀를 만났을 때, 시장에서 쉽게 만날 수 있는 아줌마의 모습에 약간은 당황했습니다. 저도 모르게 그녀에 대해 나름대로 어떤 환상을 갖고 있었나 봅니다. 하지만 나의 실망스러움은 잠시 후 그녀의 눈빛을 보면서 일시에 사라졌습니다. 자애로우면서 지혜로운 눈빛이지만 함부로 대할 수 없는 어떤 근엄함이 느껴졌습니다. 마치 해탈한 사람의 눈빛이 이러지 않을까 생각했습니다. 암, 당뇨병, 간질환, 요실금 등 여러 가지 중병을 앓았다던 그녀에게는 환자의 흔적이 전혀 없었습니다. 그저 내 눈에 보이는 그녀는 건강하고, 살아가는 것을 즐기는 듯한 행복한 얼굴이었습니다. 그러면서도 그녀의 눈은 나의 모든 것을 꿰뚫어보는 듯 강렬했습니다. 그리고 그녀의 피부 또한 아그네스처럼 반짝거렸습니다.

진견진 선생님은 육체, 마음 그리고 정신이 건강해야 하지만 우선 육체가 건강해야 마음과 정신도 건강해질 수 있다고 주장합니다. 해탈했을지라도 건강하지 않다면 무슨 소용이 있느냐는 것입니다. 정신과 마음을 치료하기 전에 건강부터 찾아야 한다고 그녀는 항상 말합니다. 또한 자연율례에 따른 식생활을 하게 되면, 즉 자연에 순응하면서 살다보면 많은 욕심을 버리게 돼 저절로 삶이 간소해진다고 합니다. 10권까지 가게 되면 사람들이 말하는 해탈의 경지까지는 가지 않지만 '깨임'의 경지까지 간다는 것입니다.

출판을 허락해주십시오!

지난 18년 동안 수많은 사람이 그녀의 이론을 책으로 출판한다고 했지만 한 번도 승낙한 적이 없다고 합니다. "만약 당신이 책을 출판하지 않겠다면 제가 당신의 강의를 듣고 한국에서 먼저 출판하겠으니 허락해주십시오"라고 간곡하게 부탁했습니다. 그녀를 만나 자연율례에 관한 이야기를 들으면 들을수록 그녀의 가르침을 한국에 출판하겠다는 생각이 더욱 더 확고해졌습니다. 그녀는 제 말을 듣고 선뜻 그렇겠다고 승낙하여 나뿐만 아니라 그녀의 남편을 비롯한 모든 사람들을 놀라게 했습니다. 나중에 그녀의 남편은, 대체 어떻게 했기에 그녀를 설득했냐고 물어왔을 정도입니다.

하지만 진견진 선생님에게서 승낙을 받고 책으로 나오기까지는 또 다시 2년이라는 시간을 기다려야 했습니다. 2년을 기다리면서 진견진 선생님은 선생이지 작가가 아니라는 사실을 깨달았고 나 또한 완전히 익지 않은 과일은 먹지 않으리라는 생각으로 마냥 기다렸습니다.

2년 만에 진견진 선생님에게서 연락이 와 대만에 다시 가게 되었습니다. 대만에서 가장 큰 두 출판사가 그녀의 이론인 자연율례를 책으로 출판하겠다고 나섰다는 것입니다. 대만에서 두 출판사가 경합이 붙으면 웬만하면 두 출판사가 서로 포기하는데 서로 협조하여 돌아가면서 한권씩 출판하기로 했다는 파격적인 제안을 했다고 했습니다. 글재주가 없는 그녀를 위해서 두 출판사가 작가까지 소개해주었습니다. 작가가 그녀의 강의와 인터뷰를 바탕으로 드디어 2005년 11월에 첫 번째 책인《자연율례》가 대만에서 출판되었습니다.

누구나 따라 할 수 있는 자연율례

책을 번역하면서 '어쩌다가 이 책이 내 손에 들어 왔을까'라는 생각에 가슴이 떨리고 누군가에게 그저 감사하고 또 감사하였습니다 진리는 간단하고 쉬운 것이다'라고 누가 말했던가요? 간단하면서도 누구나 쉽게 실행할 수 있는 진견진 선생님의《자연율례》가 한국어로 번역되어 많은 사람에게 도움이 될 수 있다는 것, 그리고 건강을 유지하려면 많은 돈이 필요하지 않다는 것을 사람들에게 알릴 수 있다는 생각에 저는 너무 행복했습니다. 또한 '늙어서 병들지 않기를 바란다'가 하나의 꿈이 아니라 우리의 식생활을 통해서 이룰 수 있음을 이 책을 통해서 전해주고 싶습니다. 그리고 지금 현재 중병이 걸린 사람이거나 사랑하는 가족이 중병에 걸린 사람들에게 이 책을 꼭 권하고 싶습니다.

그래서 약이나 오장육부를 잘라내는 수술이 아니고서도 간단한 식생활로 건강을 되찾을 수 있음을 보여주고자 합니다. 물론 중병환자가 자연율례에 입각한 식생활로 완치된다는 보장은 없습니다. 그리고 제 자신이 중환자였다가 고구마 식사를 통해서 병이 나은 것이 아니기에 확신 있게 말할 수도 없습니다. 물론 제가 이 책을 통해서 새로운 이론을 소개하거나 혹은 어떤 제품을 팔아서 명예나 이익을 탐하자는 것도 아닙니다. 단지 누구나 쉽게 할 수 있는 제땅, 제철, 즉 자연의 순리에 맞는 식생활을 한번 해보라고 권할 뿐입니다.

지난 3년의 기다림 끝에 드디어 책으로 출판되어 무척 행복합니다. 자연율례가 나를 비롯한 수많은 사람들에게 도움이 되었던 것처럼 이 책을 읽은 사람들과 가족들에게 많은 도움이 되길 바랍니다. 이 책을 모든 사람들에게 권하고 싶습니다. 특히 몸이 허약한 사람, 아픈 사람 혹은 가족 중 아픈 사람이 있어 걱정하는 사람들이나 식생활을 책임지는 주부들은 꼭 읽어봐야 한다고 생각합니다.

2006년 홍콩에서

유리타 드림

감수자의 글

한번만 읽고 따라하면
만성질환을 고칠 수 있다!

광제국 한의원 신민식 원장

저는 진견진 선생님의 이 책을 매우 흥미롭게 읽었습니다. 이 책은 가장 평범하면서도 중요한 건강의 몇 가지 원칙을 짚어주었습니다.

첫째, 무엇보다도 진견진 선생님은 시간에 따라 몸의 생리가 바뀌는 원리(한방에서 말하는)를 정확하게 지적하면서 건강에 대한 양생의 방법을 전해주고 있습니다. 우리는 연세가 지긋하신 분들에게 흔히 '진지 드셨어요?'라는 말로 인사를 대신하곤 합니다. 그런데 여기에서 진지는 진시(辰時)를 뜻하는 말로 아침 7시 30분부터 9시 30분까지입니다. 바로 이 진시(辰時)에는 위장의 기운이 열립니다. 또한 진시(辰時) 이전인 5시 30분부터 7시 30분까지, 즉 묘시(卯時)에는 대장에서 수분흡수가 왕성하게 일어납니다. 이때 일어나서 물을 한 잔 마신 후 반드시 화장실에서 대변을 봐야만 하는 것이 우리 인체의 생리를 위해 무엇보다 중요합니다.

둘째, 여러 가지 육식을 한꺼번에 먹지 말고 한 종류만 먹어야 한다고 저자는 말하고 있습니다. 서양의학도 깊이 있게 공부한 저자가 제시하는 건강지침입니다. 이것은 단순한 것 같으면서도 지키기가 참 어렵습니다. 우리는 단백질과 탄수화물을 같이 섭취하는 복합식단을 자제해야 합니다. 더 나아가 육류도 여러 종류를 한꺼번에 먹는 것이 아니라 한 종류만 먹는 것이 필요합니다. 왜냐하면 우리 몸속에는 대사효소(Metabolic Enzyme)가 있는데, 여러 종류의 음식을 너무 많이 먹으면 소화효소 (Digestive Enzyme)가 많이 분비되면서 오히려 대사효소가 적당하게 분비 되지 않아 신진대사가 깨지기 때문입니다. 이것이 바로 효소이론입니다. 여기서 가장 중요한 것은 한 가지 육류만 섭취하라는 것입니다.

셋째, 고구마를 먹을 때 껍질째 먹어야 한다는 것을 저자는 강조하고 있습니다. 땅콩을 먹을 때도 마찬가지입니다. 사람들은 대부분 땅콩의 얇은 껍질을 벗기고 먹는데 이는 잘못된 것입니다. 껍질에는 지방을 분 해하고 지방의 노폐물을 밖으로 빼주는 성분이 들어 있기 때문에 껍질째 먹어야 합니다. 마찬가지로 대부분 과일이나 견과류도 껍질을 벗겨서 먹 는 경우가 있는데 그것은 올바르지 않습니다. 껍질과 과육은 음양배합으 로 이루어져서 우리 인체의 건강을 유지하는 데 큰 도움을 줍니다.

이 책 가운데 몇 가지만 이야기했지만 그 외에도 한의사로서 공부했던 부분을 쉽게 이해시켜주고 또한 제가 몰랐던 부분까지 알려주는 내용들 이 많았습니다. 이 책은 박학다식한 경험에서 우러난 생활지침서이면서 양생지침서입니다. 많은 사람이 이 책을 읽고 따라한다면 만성질환을 고 칠 수 있다고 확신하며 강력히 추천합니다.

지은이

진견진(陳堅眞)

자연율례의 창시자인 진견진 선생은 많은 사람들에게 고구마 식사를 추천하여 사람들의 식생활과 의식을 바꾸었다. 대만 의학계에서도 고구마의 효능에 대해 많은 연구를 했고 고구마가 항암효과와 다른 병을 예방하는 효능이 있음을 증명했다. 자신의 건강을 회복하기 위해 그녀는 오랫동안 동서양의 의학과 자연요법을 끊임없이 배우고 연구했다. 자연율례를 통해 자신과 가족의 건강을 회복한 그녀는 남을 도와주고자 그리고 구체적으로 사람들에게 자연율례를 강의하고자 '자연율례 교육센터'를 설립했다. 그 후 홍콩과 대만에서 그녀의 강의를 들은 사람들이 수천 명에 이르렀다. 각계유명 인사를 비롯하여 많은 사람이 그녀의 강의를 통해 건강을 되찾았다. 호북중의학원학사(湖北中醫 學院學士)를 수료하고 연구원으로 활동하고 있으며, 자연율례 교육센터의 설립자이자 교육담당자이다.

옮긴이

유리타(Yulita)

우연찮은 기회에 '자연율례'를 접하게 된 후, 저자인 진견진 선생을 직접 찾아가 강의를 듣고 자연율례와 고구마 식사법의 열렬한 지지자가 되었다. 현재 홍콩에 거주하고 있으며 캐세이 퍼시픽 항공사에서 20년 넘게 근무했다. 현재는 리더십 팀워크, 프레젠테이션, 커뮤니케이션 스킬 교육의 전문가로 활동하고 있다. 무엇보다도 영국에 본부를 둔 옥스퍼드 리더십 아카데미(Oxford Leadership Academy)에서 한국을 대표하는 파트너이며 아시아 태평양 지역에서 SML(Self Managing Leadership) 코스의 선구자이다. 저서로 《세상 무엇보다도 자신을 사랑하라》가 있다.

감수자

신민식

경희대학교 한의대와 동 대학원을 졸업하고 현재 광제국 해독 한의원의 수석대표 원장을 맡고 있다. 〈SBS 건강스페셜〉 등에 출연하여 현대인의 건강에 대해 아낌없이 조언을 하고 있으며 《수험생 한방건강교실》 등 여러 권의 저서를 펴냈다.

고구마가 내 몸을 살린다

2006년 9월 10일 초판 1쇄 펴냄
2017년 8월 4일 3판 19쇄 펴냄
2022년 6월 9일 4판 1쇄 펴냄

지은이 | 진견진(陳堅眞)
옮긴이 | 유리타(Yulita)
감수자 | 신민식
펴낸이 | 김철종

펴낸곳 | (주)한언
출판등록 | 1983년 9월 30일 제1-128호
주소 | 서울시 종로구 삼일대로 453(경운동) 2층
전화번호 | 02)701-6911 팩스번호 | 02)701-4449
전자우편 | haneon@haneon.com

ISBN 978-89-5596-366-3 (03510)